老けない最強食

笹井恵里子

文春新書

1429

はじめに

『週刊文春』で２０１７年、「老けない最強食」という特集シリーズを始めた。当時は「老ける」「老けない」の視点で食べものが取り上げられることはほとんどなかったと記憶している。食の報道といえば、「○○が危ない」という危険を煽《あお》るもの、「ある食品が抗加齢に効く」というような単一の紹介、それも一人の専門家が解説するケースが大半だった。日常の食事の中でどのような選び方・食べ方をすればいいのかを総合的に示すものがなかったのだ。

「老けない最強食」シリーズは、主食、肉、魚、野菜・果物、乳製品などの食品群ごとに、何を選ぶと老けないのか、数多くの専門家の協力を得て多角的に比較検討した。担当編集者の発案で、食品群ごとのベスト＆ワーストランキングも作成。当時その指標を見つけるのに随分苦労したが、科学的数値をもとにしたランキングのおかげで「各食材のどこを見ればいいのか」が一目でわかる記事になったのだ。

特集は毎回大反響。『週刊文春』の読者からのハガキをまとめる担当者が驚くほど、多くの読者からお便りをいただいた。
そうして初めて「老けない最強食」の特集を発表してから1年後の２０１８年10月、トータルで10本におよんだ特集シリーズを一冊のムックにまとめた。ムックといえば初版発行部数を売り切って終えるのが通例であるが、『老けない最強食』は異例の増刷を重ね、「4刷」という結果を残したのである。

ムックを刊行してから5年の月日が流れ、この度バージョンアップして新書として刊行することになった。

本書では最も新しい食品成分表に基づき「老けない栄養素」を紹介するのはもちろん、各章に最新の研究結果や新情報を盛り込み、日常的により使いやすい構成を意識した。

序章として「なぜ人は老けるのか」から始め、老化を促進する悪玉物質「ＡＧＥ」についてまずは詳しく解説する。以降は「主食」「肉」「魚」「野菜・果物」「乳製品」と食品群ごとの選び方を記していく。興味のある項目だけの拾い読みでもかまわないが、この5項目は毎日食事に取り入れてほしいものなので、知識として得ておくと役立つはずだ。

そして健康や美容で敵視されやすい「おやつ」も、「食べない」と決めつけるのではなく、楽しく取り入れてほしいという願いを込め、新書化にあたり章立てをした。実際、心身に良い影響を与えるおやつだってあるのだ。

おひとりさまや、仕事に家事に忙しい人は、「レトルト&冷凍食品」の章を参照すれば、時短かつ食材を無駄にしにくいだろう。

さらに日常生活で身近な「飲み物（ドリンク）」と「油」の選び方も、老けないために欠かせない。シーンに合わせて選択することが重要だ。

ラストは、最新食事術ともいえる「食べる時間帯」である。いちいち食材を選ぶのは面倒という人は、「時間帯」だけでも意識すると健康や美容に貢献するだろう。こちらも今回新たに章立てをした。

さて本書は基本的に「健康維持」を主軸としたものではなく、「若さを取り戻す」ための、老けない食事法である。

見た目の若さは、内臓の健康を表すといわれる。だから「健康維持」でも「若さを取り戻す」でも食事の方向性は変わらないのだが、両者のスタンスは違うように私は感じてきた。健康維持というと何となく〝守り〟のイメージなのである。一方で、アンチエイジングには自ら食を選択し、明日の自分を築いていくという主体性を感じる。『週刊文春』で特集記事の執筆をしていた時期、主に70代、80代の方からたくさんのお便りをいただいた。お便りには「若くいられるために、これからは○○したい」と、前向きな言葉が記されていた。

いつまでもきれいでいたい、若さを取り戻したいという願いは、とても素敵なことだと思う。たとえ病気で寝たきりであっても「老けない」という目的で行動することは、人を笑顔にさせる。おそらくそれは「生きる希望」につながるのだ。

だからこそ本書では「これを食べるな」という言い方を極力せず、日常の食事で何を選択するのがベターなのか、あなたの選ぶ目が培われることを目的に執筆した。「老けない最強食」とは未来の自分のために主体的に食を選ぶことであり、またそれは今日の食事が楽しくなければ続いていかない。

明日も今日の自分を維持することを目標に、大切な人と、あるいは一人でも食事の時間が楽しめますように。そのためのガイドとして本書を活用してもらえたら、とてもうれしい。

老けない最強食◎目次

はじめに　3

序章　なぜ人は老けるのか　15

細胞の健康状態を表すテロメアとは／老化の悪玉物質AGEが元凶／問題は、高血糖の程度×持続時間／調理法なら「ゆでる、蒸す、煮る」／ブロッコリースーパースプラウトが最強

第一章　老けない最強の主食　31

主食を選ぶポイントは二つ／糖尿病予防の確かなエビデンス／老けない要素として欠かせないビタミンB群／老ける主食ワースト３／体内時計に合わせた主食の摂り方

ランキング

老けない主食ベスト８／肥満予防　食物繊維が豊富な主食ベスト８
ビタミン・ミネラルが豊富な主食ベスト５／老ける主食ワースト３

老けない主食　おすすめレシピ

ポーク豆カレー＆発芽玄米ごはん

第二章　老けない最強肉　51

人生後半には「高タンパクな肉」を／老化物質ＡＧＥの蓄積を阻止／貧血に牛肉、ラムには引き締め効果／脂質の多い肉は「老ける肉」／肉の選び方、調理法のコツ

ランキング　老けない肉ベスト10／老ける肉ワースト8

老けない肉 おすすめレシピ　鶏むね肉のニンニク醤油あえ／豚ヒレ肉とピーマンの炒め物

第三章　老けない最強魚　73

魚にしかない〝老けない効能〟／「旬の魚」は一段とオメガ３が豊富／注意したい「干物」と「養殖」

ランキング　老けない魚ベスト10／脳や目が老けない、髪を作るＤＨＡが豊富な魚ベスト5

血栓予防、美肌効果あり　ＥＰＡが豊富な魚ベスト5

老けない魚 おすすめレシピ

サバーグ／かまぼこチーズ磯辺焼き／カツオ漬け丼

第四章 老けない最強野菜・果物 93

「濃い色」の野菜には抗酸化成分がたっぷり／きんぴらゴボウの効用／野菜の皮の使い方／果物はビタミンCの量で選ぶ

ランキング

効能別「老けない野菜・果物」ランキング

【緑色】健康的な肌 βカロテンが豊富なベスト7

【黄色】肌のハリ βカロテン当量が豊富なベスト5

【紫色】きれいな目 アントシアニンが豊富なベスト7

【赤色】美白 リコピンが豊富なベスト3

【黒色】老廃物を排出 食物繊維が豊富なベスト7

ビタミンCが豊富な果物ベスト5

老けない野菜 ズボラレシピ

人参のきんぴら風／春菊のナムル／ブロッコリーのガーリックオイル

コラム　毎日食べてほしい最強の一品とは？
納豆の老けない力　113

老けない納豆　おすすめレシピ
納豆ミルクツナ丼

第五章　老けない最強の乳製品　123

年齢を重ねるほど良い菌を摂取したい／ヨーグルトは糖化を抑制する／ホエイ（上ずみ液）も混ぜて食べよう／品質に関わる牛の〝健康診断〟／産地限定牛乳もおすすめ

ランキング
老けないヨーグルトベスト5／老けないチーズベスト5
牛の健康診断受診率ベスト10

老けない乳製品　おすすめレシピ
ヨーグルト味噌／オクラのチーズ焼き

第六章　老けない最強のおやつ　149

決め手はタンパク質と食物繊維／一押しアイスクリームの選び方／ワースト1位はポテト

チップス／羊羹は血糖値上昇がゆるやか

ランキング　老けないおやつベスト10／太りにくいおやつベスト5

老けるおやつワースト5

第七章　老けない最強レトルト&冷凍食品　163

フライは揚げる前のものを選ぼう／成分表示の注意ポイント

ランキング　老けないレトルト&冷凍食品ベスト8／老けない冷凍野菜ベスト5

老けないレトルト&冷凍食品「最強の組み合わせ5」

老けないレトルト&冷凍食品 おすすめレシピ

冷や汁

コラム　手軽な「温め」の落とし穴

「レンジでチン」で老ける物質が発生する？　177

コラム　老けない漢方食とは
〝血が不足〟すると薄毛になる？　183

老けない薬膳　おすすめレシピ
桜エビ入り山芋焼き／鶏肉と舞茸の炊き込みごはん／ほっとミント

第八章　老けない最強ドリンク　191

のどの渇きを感じたら、すでに血液粘度が高まっている／水道水とミネラルウォーターの違い／日中は熱湯で、就寝前はぬるま湯で／ローズヒップティは〝ビタミンCの爆弾〟／問題視される〝悪い糖〟

ランキング
老けない市販水効能別ランキング
抗酸化力カテキンが豊富なベスト5／老けないドリンクベスト5
老ける市販ドリンクワースト8

老けないドリンク　おすすめレシピ
茶殻スムージー／スパークリングレモンコーヒー

第九章　老けない最強油　213

油を摂らないと細胞の老化が進む／飽和脂肪酸が少ない油を／熱に強い油を／ココナッツオイルの摂りすぎは逆効果

ランキング

老けない食用油ベスト５／「オメガ３」が豊富な油ベスト３

熱に強い油ベスト３／ビタミンＥが豊富な油ベスト５

老けない油　摂り方&おすすめレシピ

春菊のサラダ／マグロのユッケ／トマトジュース＋オメガ３が豊富な油

いわしにオリーブオイルをかける

第一〇章　老けない最強の食べる時間帯　231

起床後１時間以内にタンパク質を／朝に吸収率がアップする栄養分／おやつは遅くとも午後４時までに／高齢者は日中にカフェインを／一番大事なのは朝食

おわりに　250

本書の取材にご協力いただいた皆様　254

序章　なぜ人は老けるのか

実年齢より若く見える人と、そうでない人がいる。例えば、同じ60歳でも肌や髪がツヤツヤして若々しい人がいる一方で、年とともに体形が崩れ、しわが深く刻まれ、くたびれた雰囲気の人もいる。

なぜ年の取り方は人によってこうも違うのだろうか。

細胞の健康状態を表すテロメアとは

老化の研究はさまざまにあるが、近年、注目されているのは「細胞の健康状態」だ。細胞の中にある、命の回数券ともいわれる「テロメア」が老化スピードを決定するとされている。テロメアとは細胞の奥深くにある染色体の先端部分を指す。靴紐の両端についているプラスチックのキャップが、靴紐がバラバラになるのを防ぐように、テロメアには染色体を保護する役割があるのだ。

人の体は皮膚や髪の毛から臓器、心血管系の内側を覆うところまであらゆる場所で細胞が分裂を繰り返し、新しいものを再生することで健康や若さを保っている。そして細胞が分裂するたびにテロメアは短くなっていく。

テロメアは極端に短くなると、染色体を守ることができず、「細胞分裂を停止せよ」というサインを出す。やがて細胞は分裂をやめる。そのような細胞は〝老化した状態〟（細胞老化）であり、数が増えるほど体の組織も老化した状態に傾きやすくなるのだ。一般的に加齢とともにテロメアは短くなるが、年齢が同じでもテロメアの長さは人によって違う。テロメアが長い人と比べると、短い人のほうが加齢に伴って発症リスクが上がる認知症やがん、心血管疾患にかかりやすいというエビデンスがある。そのためテロメアの長さは今の体の状況を表す指標として、また老化を測る尺度として今も研究が続けられている。

私は２０１８年、テロメア研究の業績で２００９年にノーベル生理学・医学賞を受賞したエリザベス・ブラックバーン博士と、共同研究者であるエリッサ・エペル博士に文書によるインタビューを行った。博士らは「食事、睡眠、運動、心理的ストレスがテロメアの長短に関係する」と言う。これらが有害に働くと、細胞が傷つき、細胞は新しくなるために活発に分裂し、テロメアは短くなっていくのだ。だからといってテロメアがただ伸びればいいというものでもない。

ブラックバーン博士と公私にわたり30年以上の付き合いがある大阪大学大学院生命機能研究科の平岡泰教授もこう話す。

「誤解してほしくないのは、テロメアを伸ばせば健康になれるわけではないことです。そういった主張のサプリメントが販売されていますが、まず効きませんし、もし効いたとしたら危険です。がん化した細胞が無制限に分裂する可能性があるでしょう。生活習慣を正して調子が良いと感じると、体は健康になり、体内でテロメアは伸び始めるはずです」

食事に関しては「長いテロメアに相関性がある食品」と「短いテロメアに相関性のある食品」がわかってきている。長いテロメアに相関性があるのは、全粒穀物、野菜、果物、海藻、ナッツ、種子類、緑茶、オメガ3脂肪酸を含む魚、コーヒーなどだ。これらはテロメア以外の側面からも体に良い影響があることが報告されているので、日常の食事に取り入れるのは良いといえる。

老化の悪玉物質AGEが元凶

とはいっても、これだけでは「この食事は老けるか老けないか」という視点で考えた時に、確証がもてない。昭和大学医学部教授で医師の山岸昌一氏も、

「テロメアが短くなって老化した細胞が体内にたまってくるのは一つの老化のメカニズム

ではあると思います。しかしテロメアだけでは全てを説明できません」と言う。

そこで違う指標で「老ける食事・老けない食事」を捉える必要がある。

本書全般の「老ける」核となるのは、「ＡＧＥ」（終末糖化産物）という老化を促進する悪玉物質だ。〝ＡＧＥが多く発生するかどうか〟という視点で食事を見れば、とてもシンプルに判断できるようになる。ちなみに体内にＡＧＥが蓄積されると、テロメアが短くなるという報告もある。

それではＡＧＥとはどういったメカニズムで発生し、体にどんな悪さをするのか。

山岸氏は30年以上前からこの物質に着目して多くの英語の論文を発表し、生活習慣病の治療に取り組んできた。

「老化とは、言い換えれば体内のタンパク質の劣化であり、それを引き起こすのは酸化と糖化です」という。

「酸化」とは食べすぎ、強いストレス、加齢による代謝異常などで、体内に取り込んだ酸素の一部が活性酸素に変わり、体がさびること。体内には活性酸素の害を防御するシステムが備わっているが、40代以降は処理する働きが低下する。また暴飲暴食や過剰なストレスで活性酸素が増えすぎると処理が追いつかなくなり、正常な細胞を傷つけてしまう。だから予防のため抗酸化作用がある食品をとりましょうと、アンチエイジング医学では提唱されてきた。これはご存知の人も多いだろう。

もう一つの「糖化」とは「血中にあまったブドウ糖（糖質）が、体の重要な構成因子であるタンパク質にくっつく現象のこと」だ。山岸氏が続ける。

「その結果、タンパク質が劣化してしまうのです。これを糖化反応といい、老化を促進するＡＧＥという悪玉物質ができてしまいます。糖化が初期の段階であれば、タンパク質は元の形に戻ることができますが、糖化が長期間続くとタンパク質は劣化、変性し、ＡＧＥとなって元の正常な形のタンパク質に戻れなくなってしまうんです。体のタンパク質のおよそ3割はコラーゲンで占められている。みなさんがよく聞く皮膚だけではなくて、血管や目、骨、軟骨、脳などあらゆるところに存在しています。このコラーゲンが糖化し、ＡＧＥ化すると、骨がもろくなったり、動脈硬化や白内障、変形性関節症などさまざまな機能障害が起きてしまいます」

骨にＡＧＥが蓄積すれば骨が老化して折れやすくなり、肌の奥にＡＧＥがたまれば、コラーゲン繊維の機能が低下して硬い皮膚になったり、シワが刻まれやすくなる。最近では薄毛の原因にもなることがわかってきた。

老化の促進にとどまらず、ＡＧＥが蓄積されるほど、病気になりやすく寿命が短くなることも多くの研究で報告されているのだ。

問題は、高血糖の程度×持続時間

体内でどういう時にＡＧＥがたまりやすいかといえば、血液中に糖がたくさんある＝血糖値が高い時。誰しも食事をすれば血糖値が上昇し、膵臓から分泌されるホルモンでブドウ糖を細胞の中に取り込ませる。しかし、急激に血糖値が上昇しすぎたり過剰に糖を摂取すると、その働きが追いつかず、血液中に糖があまって高血糖状態になる。この時、ＡＧＥも大量に発生するというわけだ。

高血糖状態は糖尿病を引き起こすし、また糖尿病患者は慢性的に高血糖が続くことから、ＡＧＥがたまりやすくなる。

「糖尿病患者さんは心血管系疾患、がん、認知症などの老年病の発症リスクが高まり、老け顔になって、寿命が短くなります。けれどもたとえ糖尿病患者さんでも血糖コントロールをしっかり行うと、ＡＧＥの蓄積が抑えられ、老化を防げることがわかっています。ただしここで問題となるのが、高血糖の程度×持続時間です。〝今までの血糖値がどれほど高かったか〟というのが将来の寿命の決め手なのです。すなわち、ケアしなければいけないのは、血糖値の高さだけではなく、血糖値が高い状態がどれくらいの時間続いたかなのです」（山岸氏）

「血糖上昇曲線下面積」という言葉がある。縦軸が血糖値、横軸が生きてきた年数としよう（次ページ図A）。どんな人も食事によって血糖値が上下するので波線になるが、血糖値上昇の山が大きいほど波線以下の面積が広くなる。この面積が大きい人ほど「老化が進む」と山岸氏は強調する。

「一度蓄積されたＡＧＥは、その後血糖値が下がっても長期にわたって組織にとどまり続けます。これまでの研究で、6年間高血糖状態が続いた人たちが、7年目から血糖コントロールを始めても、最初から血糖コントロールを行った人と比べて30年後の死亡率が高いと報告されています。またその6年間に本当にＡＧＥが蓄積されているのか、患者さんの皮膚を採取して調べると、やはりたまっている。私はこれを〝高血糖の呪い〟と表現しています。時間の枠で考えると、例えば血糖値が３００㎎／dlは良くない数値ですけれども、それが5日で済むのであれば、２００㎎／dlの血糖値が5年続くよりもマシということで

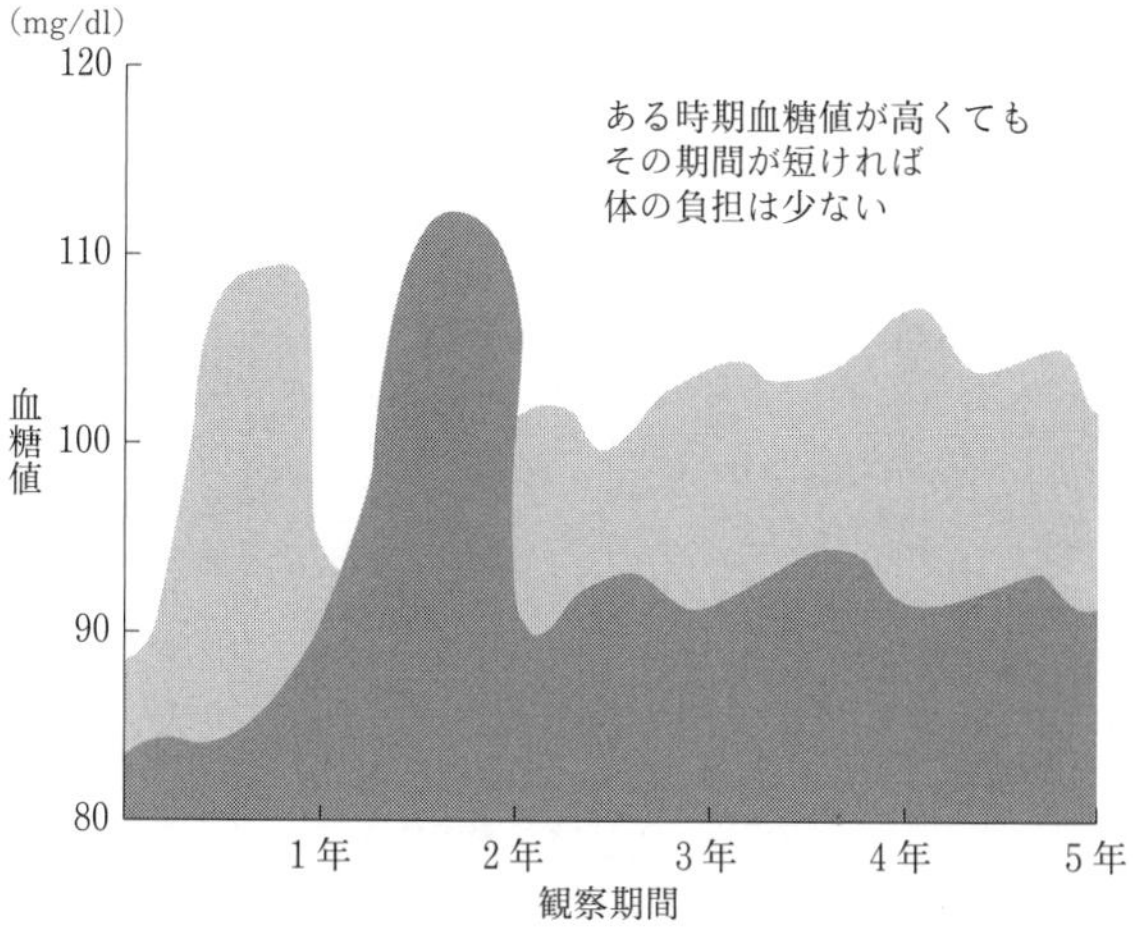

図Ａ　血糖上昇曲線下面積　※山岸氏への取材に基づき作成

す」

糖尿病患者以外でも、ＡＧＥが蓄積された人は寿命が短いという大規模研究もある。

これは糖尿病や心臓病のない一般住民７万人以上を対象にしたもので、ＡＧＥが蓄積されたグループは将来糖尿病や心臓病に３倍かかりやすく、また死亡のリスクが５倍に跳ね上がることが明らかにされた。

ＡＧＥは「炎症」とも縁が深く、認知症やがんなどの重大な病気の引き金にもなる。炎症には、大きく分けて急性炎症と慢性炎症の二つがあるが、ここでは一時的では治まらず、同じ場所で長期間続く慢性炎症を指す。例えばアレルギーでいつも鼻の調子が悪い、持病の関節炎がある、歯周病で歯茎が腫れるなどの場合だ。同じ場所で炎症が繰り返し起きると、その部分の組織の状態が劣化し、老化あるいは病気の状態に近づく。ＡＧＥは細胞を刺激してサイトカインを発生させ、そういった慢性炎症を引き起こすのだ。

糖尿病を始めとする生活習慣病の患者をのべ20万人以上診《み》てきた牧田善二医師（ＡＧＥ牧田クリニック院長）がこう補足する。

「ＡＧＥは体に害のある老化物質ですから、白血球の一種のマクロファージが取り除こうと働きます。その時、炎症が起きるのです。加齢とともに酸化と同様、糖化も起きやすくなり、体内にＡＧＥがたまる可能性は高くなります」

皮膚に蓄積されたＡＧＥを測る医療機器（ＡＧＥリーダー）もある。インターネットで「ＡＧＥリーダー導入施設」と検索すれば、測定できる施設がわかるので興味のある人は測ってみてもいい。ただし保険適用でないため、費用は施設によって異なる。

調理法なら「ゆでる、蒸す、煮る」

ＡＧＥの怖さを実感していただけただろうか。

さてＡＧＥの生成には2パターンがあり、これまで記した体内で発生、蓄積するケースと、食品などとともに体外から取り込まれるケースがある。ＡＧＥは「タンパク質と糖」が結びつき、劣化（糖化）する現象によって作られるわけだが、食事では調理過程で高温加熱すると発生しやすく、〝きつね色〟が糖化の証。

「例えばホットケーキ。小麦粉（糖）と卵（タンパク質）を混ぜ合わせたものがフライパンで加熱され、糖化反応が起きた結果、こんがりきつね色になります。そういったＡＧＥを含んだものを多量に食べることでもＡＧＥが蓄積されます」（山岸氏）

悲しいことに、カステラやプリン、ワッフル、どら焼き、今川焼きなど、きつね色に焼かれたものにはＡＧＥが多く含まれている。しかし裏を返せば、調理法によってＡＧＥの量は大きく変わるのだ。

ここで三つクイズを出そう。次のうち、どちらがＡＧＥが少ないといえるだろうか。クイズは山岸氏への取材に基づいて作成したものだ。

1・レアチーズケーキ or ベイクドチーズケーキ

2・焼き餃子 or 水餃子

3・みたらし団子or草団子

ＡＧＥが少ないものは、１からレアチーズケーキ、水餃子、草団子になる。

高温加熱の調理過程によってＡＧＥが発生しやすいわけだから、簡単にいえば「加熱していないもの」「茶色くないもの」を選ぶといい。

牧田医師も「ＡＧＥは加熱される温度が高く、時間が長くなるほど増えていく」と指摘する。

「どんな食材でも油で焼いたり炒めるより、加熱温度の低い『ゆでる、蒸す、煮る』という調理法が老化を防ぎます。例えば鮭は揚げると生の2・5倍以上、鶏の胸肉は焼くと生の約7・5倍、揚げると約10倍、ＡＧＥが増えるとされます」

牛肉や豚肉なら焼肉でなくしゃぶしゃぶ、鶏ならフライドチキンでなく蒸し鶏がいい。なんでも加工度が低いほうがベターで、白米より玄米、揚げ魚より刺身、野菜なら生サラダという具合に考えよう。

また揚げ物を食べたい時はＡＧＥ発生を抑制する効果がある「酢」や「レモン」を使うのがお勧め。

「生肉を焼くとＡＧＥは約5倍になるが、焼く前に酢につける（マリネする）とＡＧＥの発生量が2倍以下になったという研究結果があります」（牧田医師）

スパイス（香辛料）も効果がある。胡椒やクミンがＡＧＥ発生を抑制するという海外の研究があるのだ。

食品中に含まれるＡＧＥの7％が体内に取り込まれるといわれている。ＡＧＥが発生しにくい調理法を選ぶこと、発生を抑制する酢やレモン、スパイスを使うことを心がけたい。

ブロッコリースーパースプラウトが最強

ほかにも「食べ方」に気をつける、つまり血糖値を急激に上げないように食事をすれば、自然とＡＧＥの発生が少なくなる。

「とにかくゆっくり食べること、早食いしないことです」と山岸氏。

「先に野菜を食べて、最後に糖質という順番も大切ですし、体内時計に即して朝はしっかり、夜8時以降は食べないことも大切です」

食べる時間についての詳細は第一〇章を参照してほしい。

また糖化反応を抑えるものをメニューに取り入れるのもお勧めだ。

「なかでも海藻類やきのこ類、オクラ、納豆などのネバネバ食品はＡＧＥ形成を抑制することが明らかですから、一緒に摂るといいでしょう。最強の食材はブロッコリースーパースプラウト。発芽して3日目のブロッコリーの新芽で、抗糖化・抗酸化作用の強いスルフォラファンを多く含んでいるのです。人を対象とした研究で、ブロッコリースーパースプラウトを一日に半パック（25ｇ）、2か月間食べ続けることで腹囲と体重が減り、血中のＡＧＥレベルや総コレステロールが低下することが報告されています。私も唐揚げや焼肉を食べる際には、こういったＡＧＥの作用をかき消してくれるような機能性の高い食品を一緒に食べています」（同）

食事法ではないのだが、血糖値が上がりやすい食後に体を動かすことも、糖化反応を抑えるために重要だ。山岸氏は「ちょこまか運動」と名づけて推奨している。

「デスクワークやテレビを見るなどの座位時間の合間に足踏みや軽い体操をするなど、ちょっとしたことでいいんです。日中はできるだけ座ったままでいないこと」

体を動かすというのは「血中の糖を消費する」こと。こまめに動くことで余分な糖を少しずつ消費でき、その習慣を続けていくと「糖を消費しやすい体」になる。血中に過剰な糖がなくなり、食後の血糖値急上昇も抑えられ、糖化反応を防げるということだ。

食べたいものを我慢するより、活動する習慣を取り入れてほしい。

ＡＧＥが発生するメカニズムや抑制する方法が何となくつかめただろうか。

さて次章からいよいよ食品群別の「老けない最強食」を取り上げていく。全項目にわたって基準となっているのは老化の元凶である「ＡＧＥが発生しないか（糖化しないか）」である。まずは糖質の代表格である「主食」から——。

第一章

老けない最強の主食

現代では主食（炭水化物）に含まれる糖質が嫌厭《けんえん》されている。糖質の摂取を抑えるダイエットがブームになり、市場には糖質オフを謳う商品が続々と登場した。

確かに炭水化物は主に「糖質と食物繊維」で構成されるため、血糖値を上昇させ、ＡＧＥを発生させやすい。しかし炭水化物の中でも「米」は栄養価が高く、「老けない」という観点からむしろ推奨されるものだ。本章では炭水化物のメリットや、どのように主食を選び、どのような食べ方をすれば良いかについて取り上げよう。

主食を選ぶポイントは二つ

英医学誌「ランセット」に２０１７年、「炭水化物の摂取が増えると死亡リスクが上昇する」という衝撃的な論文が掲載され、大きな話題になった。だがよく論文を読むと、「炭水化物を摂取しない人ほど死亡リスクが低下する」ことが示されたわけではない。

昭和大学医学部教授で、医師の山岸昌一氏もこう指摘する。

「論文では死亡率が一番高かったのは、全摂取カロリーのうち77％以上を炭水化物から摂っていた群です。しかしこの群では脂肪摂取量がとても少なく10％程度。経済的な事情で、精製された主食を中心とした貧しい食事しか摂ることができず、そのため感染症や呼吸器疾患など、栄養不良が原因とされる病気で死亡したと考えられます」

　炭水化物を60％くらいまで摂っていた群は、炭水化物の摂取比率が最も少ない群と比べて、死亡率にあまり差がなかったのだ。

「（炭水化物に含まれる）糖質を減らしたほうがいい、いや食べても大丈夫という議論が繰り返されていますが、同じ糖質でも体にプラスに作用するものもあれば、害になるものもあります。主食として考える時、選ぶポイントは大きく二つ。一つは精製されていないものであること。もう一つは、食物繊維やミネラルが豊富なものですね。主食は精製されるほど体内に吸収されるスピードが速くなり、血糖値が上昇する。すると（血糖値を下げる）インスリンの分泌が追いつかず、血中に糖があまって糖化反応が起き、体内の老化を進めてしまうのです」（山岸氏）

　言い換えると、糖質以外の栄養素が多く、バランスのとれた主食を選ぶといいということだ。

　例えば玄米だと可食部１００ｇあたり糖質が約32ｇ。一方で、コーンフレークであれば80ｇを超える。うどんやラーメン（中華めん）は糖質量はそれほどでもないが、水分量が

７割前後に達してしまう。糖質の含有量が多かったり、ほとんどが水分で占められている食品ほど、ほかの栄養素が十分でなく、おなかは満たされても栄養素不足になりやすい。つまり「老けやすい」といえるだろう。

そこで「老けない主食ベスト８」では、糖質の合計値が少ない主食からランク付けをした。

1位から3位までを占めるのは、米。1位の玄米が良いのは想像できるだろう。実は2位の発芽玄米もそれに負けず劣らず、強力な老けない力をもつ。代表的な成分は天然アミノ酸の一つである「ＧＡＢＡ（ギャバ）」だ。ギャバは血中コレステロールや血糖値、血圧の上昇を抑える効果があり、血管を衰えさせない働きがある。健康検定協会理事長で管理栄養士の望月理恵子氏が説明する。

「可食部１００ｇあたりで比較すると、製品にもよりますが白米のギャバ量が１㎎に対して、玄米は３㎎、発芽玄米は10㎎も。ギャバにはストレス軽減作用や脳細胞を活性化する働きがあります」

米の一粒には糖質以外にも、食物繊維やタンパク質、ビタミンなどがバランスよく含まれる。米中心の食生活をする成人は飽和脂肪酸や糖分の過剰摂取が少なく、カリウム、マグネシウム、鉄、葉酸、食物繊維の摂取量が多い傾向があるという。よく嚙むことで満腹感が得られやすく、血糖値の上昇も緩やかになる。実際に人を対象とした実験で白米や玄米を取り入れた食事をすると、満腹感と満足感が持続しやすいこともわかっている。

「パンと違って米はいろいろな食材（野菜、大豆、肉、魚など）と相性が良く、自然とバランスが整いやすい面もあるかもしれません。また、米は生鮮食品で、食べるためには水を加えるだけのシンプルなもの。塩分やコレステロールはゼロです」（望月氏）

老けない主食
ベスト8

❶位 **玄米**　32.0g

❷位 **発芽玄米**　33.7g

❸位 **うるち米**（普通の白飯）　34.6g

④位 **食パン**（角形食パン）　44.2g

⑤位 **生パスタ**　45.9g

⑥位 **ライ麦パン**　49.0g

⑦位 **蕎麦**　51.3g

⑧位 **ベーグル**　53.6g

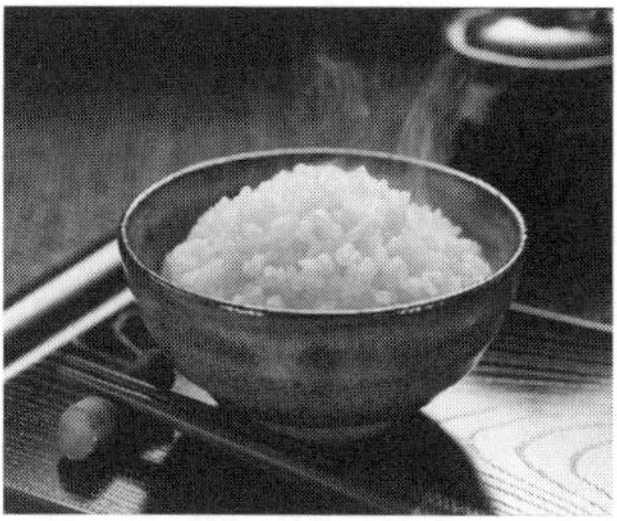

※『八訂食品成分表2023』（女子栄養大学出版部）可食部100gあたりの利用可能炭水化物をもとに独自に作成。麺類は「生」で比較

糖尿病予防の確かなエビデンス

さらに米はタンパク質の栄養価が高い。主食といえば炭水化物で、肉や魚といえばタンパク質というイメージがあるが、主食にもタンパク質が含まれる。米はタンパク質を評価する指標の一つ、アミノ酸スコア（必須アミノ酸の配合バランスを示す）が優れているのだ。

「人のタンパク質を構成するアミノ酸は約20種類、体内で生成できない必須アミノ酸は9種類あります。ある食品について必須アミノ酸の含有量がどれくらい満たされているかの指標をアミノ酸スコアと呼びますが、それでみると小麦（薄力粉）が44点に対して、米は65点。パン、麵の原料となっている小麦は、米よりも低いのです」（望月氏）

必須アミノ酸のうちどれか一つでも極端に少ないと、そのレベルまでしかタンパク質を作れなくなる。9種類の必須アミノ酸のバランスがいいことでタンパク質がスムーズに生成されるのだ。

欠点がなさそうな米だが、注意点はある。生鮮食品ということは、言い換えると魚や肉、野菜と同様に鮮度が命。米は日が経つにつれ水分や香り、味わいが減り、品質が落ちていく。

「米に含まれる脂肪酸が酸化し、酸化したものを食べることで体がさびやすくなる」（望月氏）とのこと。できるだけ精米してから一か月以内に食べきりたい。特に秋に出回る「新米」は、ツヤ、粘り、香り、甘みを楽しむためにも早めに味わおう。ちなみに新米は収穫から一年以上経った古米に比べて水分量が多く、粘り気が強いため、炊いたごはんそのままや、卵かけごはんで。反対に水分量が少ない古米は、炊き込みごはんやチャーハン、ピラフなどでいただくといい。

もう一つ、米を食べる際の注意点として、女性は米飯摂取が多くなるほど糖尿病発症の危険性が上昇するという国内の研究報告がある。１食１５０ｇ（茶碗一杯分）を目安に、食べすぎないように気をつけたい。

新米→炊いたごはんそのまま、卵かけごはん
古米→炊き込みごはんやピラフ、パエリア、チャーハンに

4位、6位、8位に位置するパンにも、食物繊維が豊富という良さがある。米にも多く含まれるが、パンの食物繊維もまた体内に吸収されず、余分な栄養素を排出したり、血糖値の上昇をゆるやかにする働きがある。日本ポリフェノール学会理事長の板倉弘重医師（東京アスボクリニック名誉理事長）によると、「野菜に含まれる食物繊維より、米、小麦、大麦由来の食物繊維のほうが老けないために重要」という。

「穀物由来の食物繊維には、糖尿病予防の確かなエビデンスがあるからです。糖尿病は、見た目も体内も老化を進めてしまいます。米なら白米より玄米、パンなら白いパンより全粒粉やライ麦のパン、麺なら蕎麦が食物繊維は豊富です」

主食（糖質）を食べすぎてしまうと、血中のあまった糖（ブドウ糖）が脂肪細胞に取り込まれて太る。食事中の食物繊維の割合を増やすことは、血糖値の急上昇を抑えることと糖質摂取量を減らすことの2点から肥満予防に有効なのだ。

「食物繊維が豊富な主食ベスト8」を次ページに挙げよう。

また、炊きたてごはんはおいしいが、ごはんを冷まして食べると、消化しにくいでんぷん「レジスタントスターチ」が増えるというメリットがある。でんぷんは通常、すぐに胃や小腸で消化されて血糖値を上げてしまうが、レジスタントスターチは胃や小腸で消化されずに大腸まで届く。つまり食物繊維のような働きがあって血糖値の上昇がゆるやかになるのだ。

「おなかがすきにくくなり、ダイエットにお勧めです。レジスタントスターチは5度くらいの冷や飯で多く出現します」（望月氏）

白米だけではない。麺類やじゃがいもも、冷やすことでその効果が望める。

肥満予防
食物繊維が豊富な
主食ベスト8

❶位（生）**蕎麦**　6.0g

❷位 **ライ麦パン**　5.6g

❸位 **全粒粉パン**　4.5g

④位 **食パン**（角形食パン）　4.2g

押し麦（めし）

⑥位 **フランスパン**　2.7g

⑦位 **ベーグル**　2.5g

⑧位 **発芽玄米**　1.8g

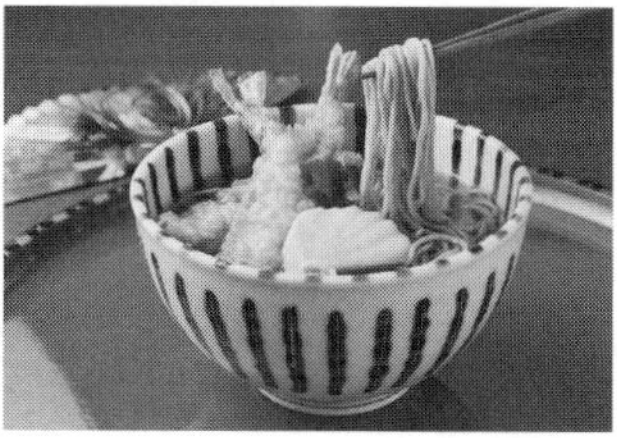

※『八訂食品成分表2023』（女子栄養大学出版部）可食部100gあたりの食物繊維総量をもとに独自に作成

老けない要素として欠かせないビタミンB群

さてビタミンやミネラルを豊富に含む主食を摂りたいなら、玄米やベーグルがお勧めだ。

「乳製品を含むことの多い食パンやクロワッサン、ロールパンなどと比べて、ベーグルはシンプルな素材で脂質が低め。そのぶんミネラルや食物繊維がたっぷり含まれています」（望月氏）

中でもビタミンB群は、老けない要素として欠かせない。ビタミンB_1、B_2は糖質の代謝に必要で、ビタミンB_6は脳の老化防止に効く。

「ビタミンB_1、B_2は穀類の胚芽（米ならヌカ）部分に含まれています。これらが不足すると、糖をエネルギー源として活用できません。活用できなければ疲労物質が体内に蓄積され、疲労感が強くなります。疲れ目が進行したり、神経に障害が起きたり、心臓の働きも悪くなります。3〜4食に1回でも精製された白いパンや白米でなく、表皮や胚芽を含む、ふすまパン（全粒粉やライ麦を使用したもの）を食べるといいでしょう」（山岸氏）

そこでビタミンB群の量を中心にランク付けした。1位から4位の「玄米」「ベーグル」

「ライ麦パン」「発芽玄米」はB_1をはじめとしたビタミン、食物繊維、ミネラルなど、糖質以外の栄養素をしっかり含んでいる。それでいてカロリーや塩分も高くないのだから、老けない主食の代表格といえるだろう。

それでは塩分が高くなりがちな麺類はどうだろうか。板倉医師は「パスタと蕎麦」を勧める。

「パスタが食後の血糖値上昇をもっとも抑えるという報告があり、老けないといえます。

ビタミン・ミネラルが豊富な主食ベスト５

❶位　**玄米**　4.79mg

❷位　**ベーグル**　4.73mg

❸位　**ライ麦パン**　4.31mg

④位　**発芽玄米**　3.97mg

⑤位　**フランスパン**　3.87mg

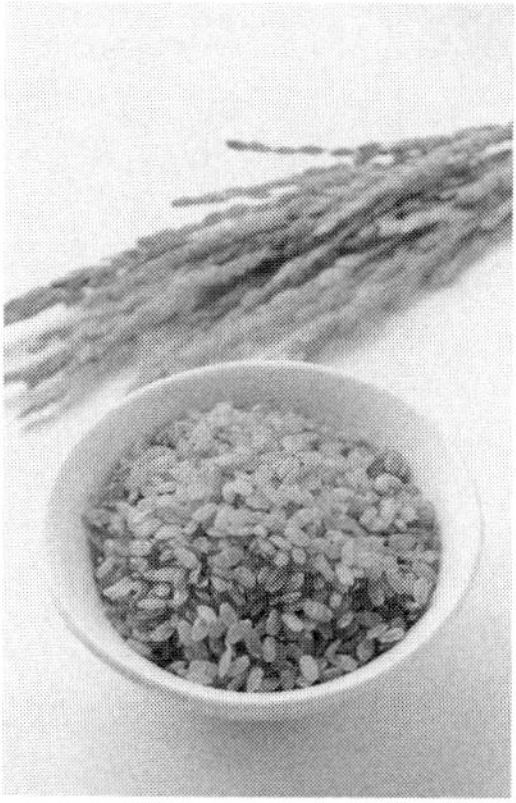

※『八訂食品成分表2023』（女子栄養大学出版部）可食部100gあたりのB_1、B_2、ナイアシン当量、B_6、亜鉛の量をもとに独自に作成

蕎麦もいいです。白米、うどん、食パンと比べてＧＩ値（食後血糖値の上昇度合いを示す指標）が低く、またＧＬ値（一食分の量を踏まえた炭水化物の質と量を示す指標）も低いので食後の血糖上昇を抑えられます。メタボの人に蕎麦は好ましい食品といえますね。私も会食などで食べすぎたと思った次の食事では、蕎麦をいただきます」

蕎麦には肥満予防のランキングで第1位の通り、食物繊維がたっぷり。さらに食物繊維と似た働きをもつタンパク質「レジスタントプロテイン」の存在もある。

「これが腸内環境を整えてくれるんです」

と、望月氏。

「不要な脂肪分やコレステロールの排泄を助けてくれる働きが期待できます」

また蕎麦粉に含まれるルチンは抗酸化作用があり、毛細血管を強くする働きがある。白いパンに使用される小麦粉と違って胚芽部が挽きこまれているため、ビタミン含有量も多い。だが蕎麦を茹でると、そういった水溶性の栄養素が流れ出てしまう。だからゆで汁（蕎麦湯）を飲んだほうがいい。

「山椒やわさびなどのような薬味を入れてスープとして飲んでもいいですが、麺つゆを蕎麦湯で割って（薄めて）、つゆとして飲むのが手軽ですね」（望月氏）

麺の選び方も重要。麺の外袋に表示される原材料名は、含有量の多いものから記載されている。つまり「小麦粉」が先に記されているものは、蕎麦粉より小麦粉の含有量が多い蕎麦ということ。蕎麦の効能を求めるなら「蕎麦粉」が先頭に書かれているものを。

一方で、蕎麦のつゆには塩分が多いため、飲み干さないように気をつけたい。塩分は体のむくみにつながって心臓や血管、腎臓の老化を進める。また蕎麦は麺類の中で栄養素が豊富で疲労回復に役立つ反面、タンパク質などの不足する栄養素もある。かけ蕎麦ではなく、具材で補うようにしよう。

日本臨床栄養協会評議員で管理栄養士の遠藤恵子氏は「けんちん蕎麦」を提案する。

「大根、人参、ネギなどの野菜を一緒にゆでると野菜のうまみが出て、つゆが薄味でもおいしく食べられます。鶏肉や山菜を入れたり、卵を落として〝月見蕎麦〟にすればタンパク質も摂れて栄養バランスが整います」

大根おろしやとろろ、なめこといった具もいい。

「蕎麦のルチンは毛細血管を強くしますが、大根おろしやとろろに豊富に含まれるビタミンCも血管を強化する働きがありますので、一緒に摂ることで相乗効果が期待できるでしょう。また、これらには消化酵素が含まれるため、具に取り入れることで体に負担を与えない一品に。大根おろしの上になめこをのせれば、食物繊維が一層多く摂れて腹持ちが良くなりますし、老けない栄養素であるビタミンB群も十分摂取できますね」（望月氏）

もっと簡単にワカメや海苔のトッピングでも。

「家庭では『ふえるわかめ』や『きざみ海苔』を使って手軽に追加できますね。外食で食べる際はかけ蕎麦より、ワカメ蕎麦にすることで食物繊維が加わり血糖値の上昇を抑えることができ、またカルシウムやマグネシウムなどのミネラルも同時に摂取することができます」（遠藤氏）

老ける主食ワースト3

対して「老ける主食ワースト3」は、単一成分が主体のもので順位付けをした。ワースト2位、3位のうどん、そうめん・ひやむぎは炭水化物量は少ないのだが、１００ｇあたりの水分量がそれぞれ、75ｇ、70ｇと高い。ちなみに米の水分量は50～60ｇ台だ。たっぷり水分が摂れるなら悪くないと思う人もいるかもしれない。しかし、限られた量の中でさまざまな栄養素が摂れたほうが脳や筋肉を働かせるエネルギーが効率よく作られる。

明治時代に年間1万〜3万人もの死者を出した「脚気《かっけ》」という病はビタミンB_1が少ない白米を食べる習慣が原因だったと考えられている。ビタミンなどの栄養素が足りなければ糖をエネルギー源に変換できず、炭水化物が〝ただのお荷物〟になってしまうのだ。

ワースト1位のコーンフレークは炭水化物量がなんと100gあたり82・2gも！　市販のメジャーなコーンフレーク数十種類の成分をチェックすると、「麦100%」「甘くない」と売り出している商品さえ、米よりもずっと多くの糖質を含んでいたのだった。

「とりわけ砂糖が添加されているコーンフレークは、血糖値が一気に上昇します。ブドウ糖より糖化を進めやすい果糖ブドウ糖液糖が添加された商品は避けたほうがいいでしょう」（山岸氏）

コーンフレークや麺類はよく噛まないで食べられる点も問題だ。噛んで唾液が出ると、パロチンという成分が分泌され、筋肉や骨の発達、肌の新陳代謝を促して若返り効果があることがわかっている。

老ける主食
ワースト3

❶位 **コーンフレーク**
82.2g（炭水化物）

❷位 **うどん**　75g（水分）

❸位 **そうめん・ひやむぎ**
70g（水分）

※『八訂食品成分表2023』（女子栄養大学出版部）可食部100gあたりの単一成分量を比較して独自に作成

調理法としては脂質をからめたほうが糖の吸収を抑えられ、血糖値急上昇を防げる。

日本抗加齢医学会専門医・評議員の平野敦之医師（美健会ルネスクリニック日本橋・東京理事長）がこう話す。

「牛丼と普通の白米を比べると、牛丼のほうがカロリーは高いですが血糖値の上昇は少ない。素うどんより天ぷらうどんを選ぶなど、糖をコーティングするように油を一緒に摂るといいでしょう。ポーク豆カレー＆発芽玄米ごはんが一押しです（レシピは50ページ）」

望月氏は、カレーに「蒸し大豆」を加えることを提案。大豆には良質な油のほか、認知症患者の脳内で減少する神経伝達物質「アセチルコリン」を生成する元になるコリンが含まれる。抗酸化作用があるカレーとセットで、脳も体も老けさせない一品だ。

体内時計に合わせた主食の摂り方

炭水化物の効能を高める、あるいは弊害を減らすため、体内時計に合わせた主食の摂り方もある。第一〇章（老けない最強の食べる時間帯）でも紹介するが、主食に関しては朝はコーンフレークや麺類より米やパンを、昼は好きなものを食べよう。

「朝はしっかり噛めるものを摂ることで脳が覚醒して体温が上がります。昼は胃が活発に働く時ですので比較的カロリーや油分が高い牛丼などを食べてももたれにくく、午後のエネルギーとして有効に活用できます」（望月氏）

夜は塩分がやや多めでもＯＫ。18～20時は腎臓の機能が高まるため、塩分排出がスムーズなのだ。

「夕食に塩分が高くなりがちな蕎麦や和風系のパスタを食べてもいいでしょう。また蕎麦に含まれるルチンは、就寝中に滞りがちな血流を良くする効果が期待できます」（同）

炭水化物は「量」も重要だ。

一日の摂取エネルギーのうち約50～60％を炭水化物から摂取するのが望ましいとされる。ごはん茶碗１杯１５０ｇとして約３杯で成人女性に必要な総エネルギーのおよそ40％だ。

「できれば朝に多めに食べ、夜遅い時間、特に20時を過ぎてからの主食摂取は避けてほしい。夜は血糖値が上がりやすく、また糖（エネルギー）を必要としないため、太りやすくなってしまいます」（山岸氏）

また本章冒頭で述べた糖質の摂取を抑えるダイエット（糖質制限）だが、ひとつ注意してほしいことがある。糖質を制限したら、肉類など他のものを制限なく食べていいということにはならない。

「糖質を制限して、減らした分を動物性の脂質やタンパク質で補うと、寿命が短くなることがわかっています。補うのは、豆類や野菜を中心に。またあまりにも厳しく糖質を制限すると長続きしませんから、それよりは食べる時間を意識したり、主食ではなく野菜から食べるという形のほうがいいと思います」（同）

あまり知られていないが、主食を制限すると、本人が気づかぬうちに「ケトン臭」という不快な臭いを発する可能性もある。

「主食、つまり炭水化物は、人の体を動かす重要なエネルギー源です。摂らない生活を続けていると、代謝経路が通常と違うものになっていきます。体内の炭水化物が枯渇すると、体が何とかエネルギーを作ろうと、本来メインではないタンパク質や脂質ばかり燃やすため、不完全燃焼が起きてしまう。ここで生じる異常な燃えかすが、少し酸っぱいような、独特の体臭となって発せられるのです」（望月氏）

炭水化物が不足するとエネルギー不足で基礎体力が落ち、疲労感が強くなったり、肝臓の働きが低下する恐れもある。脳の神経細胞も1時間に5gのブドウ糖を消費している。

「食べない」ではなく、「主食の内容」をきちんと選ぶとともに、食べる時間と食べる順番を意識したい。それは主食だけではなく、主菜も同様だ。次章ではメインディッシュの肉、続いて第三章では魚を取り上げる。

老けない主食 おすすめレシピ

※レシピ考案　平野敦之（医師）、調理　望月理恵子（管理栄養士）

ポーク豆カレー＆発芽玄米ごはん

豚肉が入ったカレーに、発芽玄米ごはん、サラダもプラスすれば、ホルモン生成に必要なコレステロール、ビタミンB群、ビタミンC、ビタミンA、亜鉛などがまんべんなく摂れる。カレー粉に含まれるクルクミンなどのスパイス類には強力な抗酸化作用も。また油分と主食をからめることで血糖値の上昇が抑えられる。

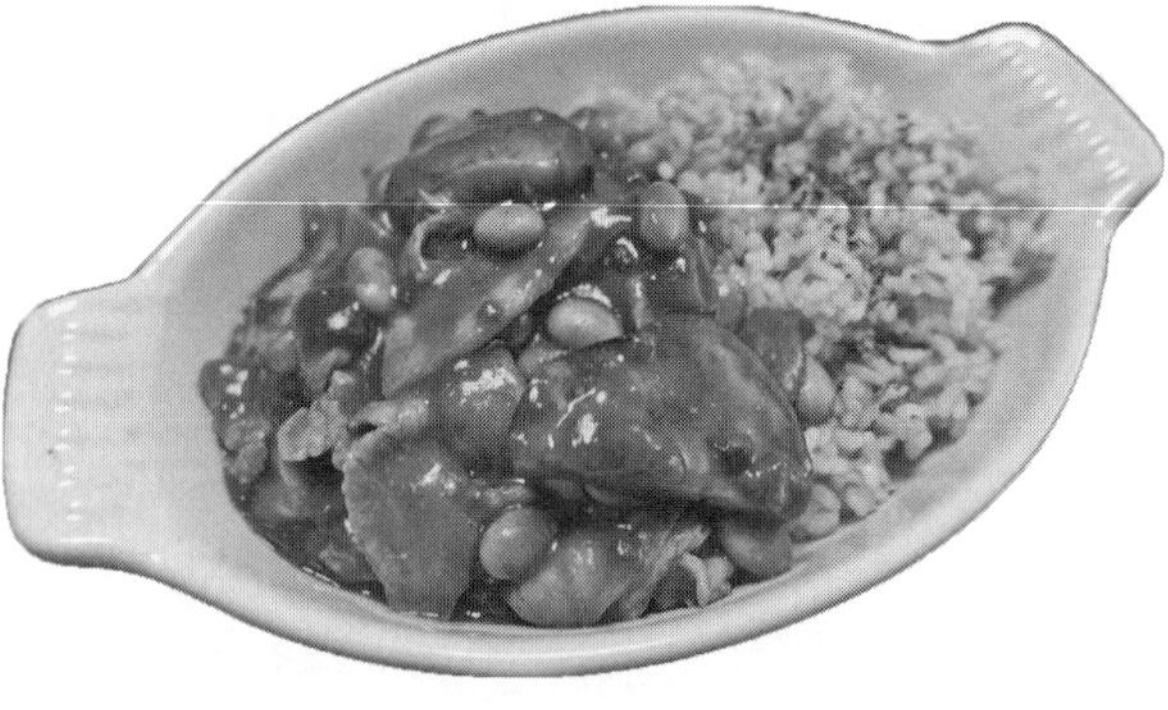

調理のポイント！

・発芽玄米と白米を１対１で炊く
・ビタミンＢ群が豊富な豚肉を使用する
・腸内環境を整える「蒸し大豆」（レトルト）を混ぜる

第二章　老けない最強肉

肉について、体に良い・悪いと議論されることが多い。発端は、ＩＡＲＣ（国際がん研究機関）が２０１５年、赤肉（牛、豚、馬、羊などの肉）を「おそらくヒトに発がん性を持つ」というカテゴリーに分類したことだ。しかし、健康な人にとっては魚よりも肉のほうがスピーディに生きるエネルギーを生み出し、老化の進みを遅くするといえるだろう。

人生後半には「高タンパクな肉」を

抗加齢医学の国際的権威であるクロード・ショーシャ博士から指導を受け、高齢者医療に約30年関わってきた和田秀樹医師（ルネクリニック東京院院長）は「健康な日本人は、まだまだ肉によってタンパク質を摂らないといけない」と指摘する。

「アメリカ人の一日あたりの肉の摂取量は約３００ｇ。死因トップが心疾患で、だから『肉が動脈硬化の原因』のように言われます。けれども日本は心筋梗塞で亡くなる方の10倍、がんで死んでいます。アメリカ人と同じ土俵ではないのです。肉は免疫機能の役割を高め、血管の材料になります。かつては上の血圧（収縮期血圧）が１６０㎜Ｈｇくらいで脳卒中が起きましたが、今は栄養状態がよければ２００㎜Ｈｇに達してもそう簡単には血管が破れません。それは動物性のタンパク質の摂取増によって脳血管が丈夫になったからです。肉の不足は、例えるとゴムの入っていないタイヤみたいな、破れやすい血管になってしまいますね」

ＩＡＲＣでは全世界地域での赤肉の一日摂取量を「約50～１００ｇ、２００ｇ以上の地域も含む」としているが、和田医師が言うように日本人の一日あたりの摂取量は赤肉50ｇと世界的にも低い。国立がん研究センターは「日本人の平均的な摂取量であれば、リスクは無いか、あっても小さい」とコメントしている。

それどころか肉は、日本人の長寿に貢献してきたといえよう。

今から１００年前の日本では大豆などの植物性タンパク質を摂取するばかりで、平均寿命は30代後半だった。欧米諸国に比べて10歳以上の差を付けられていたのだ。それが肉などの動物性タンパク質の摂取量増加とともに、日本人の平均寿命は１９８０年代、世界トップクラスに達する。

日本ポリフェノール学会理事長の板倉弘重医師（東京アスボクリニック名誉理事長）は「肉は良質なタンパク質の重要な供給源。そしてタンパク質は体の組織をつくるもととなる栄養素です」と説明する。

「肉に含まれる豊富なタンパク質は、細胞膜や細胞骨格をつくり、体の筋肉や皮膚などを構成します。ほかにもビタミンB_{12}、亜鉛、ビタミンB_1、ナイアシン、ビタミンB_6などが肉に多く含まれますが、これらの栄養成分が足りなくなると筋肉や免疫機能の低下、アミノ酸不足が引き起こす神経性症状などが起こり、老化に拍車がかかります。筋肉が維持できないということは、若さを保つどころか、要介護状態に陥ってしまうのです」

肉に含まれるタンパク質は消化管でアミノ酸などに分解されて肝臓に送られ、全身に運ばれる。各組織に送られたアミノ酸は、筋肉や血液、皮膚、髪の毛など、それぞれの組織の構成成分になる。タンパク質が不足すると新陳代謝がスムーズに行われない。

その上60歳を過ぎると、血液中のアルブミン、コレステロール、ヘモグロビンという栄養状態を表す数値がどんどん下がっていく。血液中のこれらの栄養成分が落ちていくと、同時に体重が減ってしまう。中年でメタボと言われて脂肪が増えている間はまだいい。しかし人生の後半、自然に体の脂肪が減ってきたら、それは老化の始まりだ。そこで効率的に血液中の栄養状態を表す数値を上げるスタミナ食が、肉なのである。

しかし、肉なら何でもいいわけではない。肉はおよそ5~7割が水分。残りが「タンパク質」や「脂質」から構成される。その割合によって肉の柔らかさや栄養素量が変わってくるわけだが、老けないためには同じ１００ｇあたりの肉を比較した時に「タンパク質の割合が高い肉」を選ぼう。脂質が多い肉を食べたほうが、肌がツヤツヤしそうなイメージを持つ人もいるかもしれないが、脂が皮膚を作るわけではない。新しい皮膚の再生に必要なのは、あくまでタンパク質だ。脂質の高い肉は、一言で言うなら「老ける」「太る」ほうに傾く。

日本臨床栄養協会理事の大和田潔医師（あきはばら駅クリニック院長）も、

「農作業や工事の作業員など日常的にものすごく体を動かす人なら、脂質が高い肉もエネルギー源になるでしょう。しかし、普通の体格の人が脂質が多い肉を摂ると、カロリー過多になって蓄積されます」と解説する。

老化物質ＡＧＥの蓄積を阻止

57ページの「老けない肉ベスト10」を見てほしい。

ランキング1位である「鶏肉」は、高タンパクで低脂質、ビタミンがたっぷりという若返り食べものの代表格。鶏肉に含まれるカルノシンという物質が酸化と糖化を強力に抑えることがわかっている。牧田善二医師（ＡＧＥ牧田クリニック院長）も、「鶏肉は老化物質であるＡＧＥの蓄積を阻止してくれる」と太鼓判を押す。

「渡り鳥が長い距離をノンストップで飛べるのは、運動によって大量に発生する活性酸素を消去してくれるカルノシンを持っているためと考えられます。パワーが持続するということは、すなわち老けないこととイコールです。人の体にも骨格筋や脳、神経組織に多く含まれていますが、年齢とともに減少してしまうので外から補給することをお勧めします。また、カルノシンには抗糖化作用があることも最近わかりました」

鶏肉に含まれるビタミンB_6も、体内でタンパク質と糖質が合成するのをブロックしたり、ＡＧＥが発生するプロセスを初期の段階で抑えてくれるという。

体を動かした後も鶏肉がいい。管理栄養士の早川麻理子氏（名古屋経済大学准教授）の話。

「ウォーキングなどの運動をしてから1時間以内に、市販の『サラダチキン』（蒸し鶏を密封パックしたもの）を摂ると、筋肉合成につながります」

鶏肉の中でも4位の「皮つき」はどうだろうか。管理栄養士で調理師の堀知佐子氏（老舗料亭「菊乃井」常務取締役）によると、「皮なしのほうが圧倒的にカロリーが低いですが、皮には若返りに必須のコラーゲンがたっぷり含まれている」という。コラーゲンは動物の皮膚に多く含まれるが、豚や牛の場合は毛を落とせないため食べられない。

「コラーゲンが不足すると肌にたるみができたり、かさつく原因になりますから、老けないためには鶏肉の皮を邪険にしないほうがいいと思います。冷たいフライパンの上に皮目

老けない肉
ベスト10

※カッコ内は100gあたりの（タンパク質／脂質g量）

---

❶位 **鶏むね皮なし**（23.3／1.9）
　　鶏ささみ（23.9／0.8）
❷位 **豚ヒレ赤肉**（22.2／3.7）
❸位 **豚もも皮下脂肪なし**（21.5／6.0）
④位 **鶏むね皮つき**（21.3／5.9）
⑤位 **輸入牛ヒレ赤肉**（20.5／4.8）
⑥位 **豚もも脂身つき**（20.5／10.2）
⑦位 **輸入牛もも皮下脂肪なし**（20.0／6.7）
　　和牛の同部位（20.2／15.5）
⑧位 **ラムもも脂身つき**（20.0／12.0）
⑨位 **和牛もも脂身つき**（19.2／18.7）
⑩位 **和牛ヒレ赤肉**（19.1／15.0）
　　鶏もも皮なし（19.0／5.0）

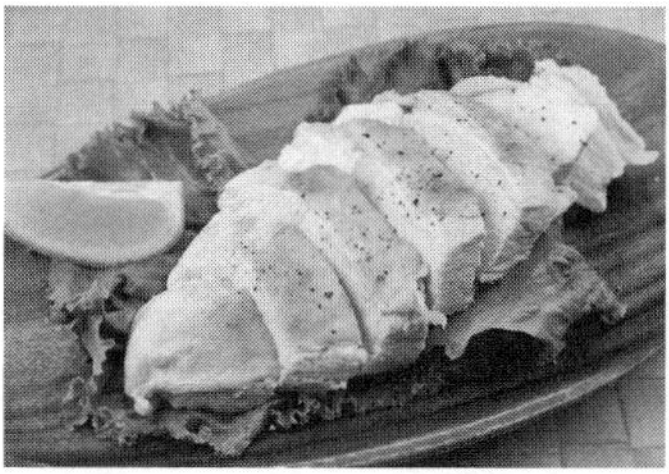

※『八訂食品成分表2023』（女子栄養大学出版部）をもとに独自に作成

を下にして鶏肉をのせ、強火でなく弱火でじっくりパリパリになるまで焼くと鶏肉の余計な脂が取れ、コラーゲンは肉の中に残ります」（堀氏）
前出の板倉弘重医師は、ランキング2位、5位、10位につける「ヒレ肉」を勧める。
「筋肉を強化する『ロイシン』、神経伝達物質セロトニンの原料である『トリプトファン』など、体内で作られないさまざまな必須アミノ酸が肉のタンパク質には含まれます。とりわけヒレ肉はロイシンやトリプトファンが豊富で、筋肉量の低下を予防し、心を前向きにするセロトニンを生みだして老化予防に影響を与えるとされています。脂身が多い肉ほどロイシンやトリプトファンの比率が少なくなってしまいます」

貧血に牛肉、ラムには引き締め効果

心の落ち込みとともに疲労感も強いようなら、ビタミンB_1が多く含まれる豚ヒレ赤肉（ランキング2位）がいい。ビタミンB_1は別名〝神経ビタミン〟とも呼ばれ、神経の機能を円滑に保つのに役立っている。不足すると物忘れがひどくなったり、憂鬱な気分やイライラにつながる。糖質の代謝に欠かせないため、足りないと糖質からエネルギーを作れず、疲労物質が体内に蓄積されて疲労感が強くなる。

「ビタミンB_1は糖化を抑え、体内でＡＧＥが発生するのを防ぐ働きがあることがわかっています。水に溶けやすく、体内にストックできないので日常的に少しずつ摂るように心がけましょう」（牧田医師）

「豚肉」は、あらゆる食品の中でこのビタミンB_1の含有量が群を抜いて多いのだ。

　鉄分たっぷりの「牛肉」は、貧血の人に向いている。貧血を放置していると、酸素や栄養素を含んだ血液が全身に行き届かず、老ける要因になる。

「ただし脂身には中性脂肪やコレステロールを増やす飽和脂肪酸が多く含まれているので注意してください。牛ヒレや牛ももなどをしゃぶしゃぶなどでいただくといいでしょう」

　鴨肉も鉄分が豊富で貧血を改善するが、皮下脂肪が多く、脂質の割合がかなり高い。一方で馬や鹿、鯨の赤肉は高タンパクで鉄分も牛肉並だが、低脂質のためおいしさの点で好みが分かれるかもしれない。

　8位にランクインしているラム肉（羊の肉で生後1年未満のもの）は、脂肪燃焼効果がある。管理栄養士の望月理恵子氏が語る。

「ラム肉にはカルニチンという成分が含まれ、たるんだ体を引き締める効果があります。

脂肪はカルニチンと一緒でないと、燃焼して消費できません。さらに最近の研究では、カルニチンは脳内に移行してアセチルコリン（脳内神経伝達物質）の産生を促し、老化やアルツハイマー型認知症による記憶力低下を防ぐ可能性も指摘されています。

　また、ラム肉は他の肉よりしっかり嚙む必要がある点も、老化防止につながります。嚙んで唾液が出ると、唾液中のパロチンという成分が筋肉や骨の発達を促進し、若返り効果があります」

　老けない肉のランキングには動物の舌（タン）や心臓（ハツ）、肝臓（レバー）などの副産物は除外しているが、前出の大和田医師は「牛や豚のレバー」を一押しする。

「レバーは痛風につながるプリン体が多く含まれる一方で、筋肉再生と疲労回復に役立つという報告が複数あります。特に運動後などの疲労した時に適量を摂るといいでしょう。疲労は何らかのダメージから回復するために休息を求めている体のシグナルです。食事と睡眠で回復させることが重要ですね。回復力をキープすることは、老化を遅くする強い味方になります」

　レバーには「美容ビタミン」として知られるビタミンB_2を始め、ビタミンB群が豊富だ。望月氏は「B群はチームプレーで働くことから、全体的に摂れるように意識するといいので、その観点からもレバーは優秀」と補足する。

「肉のなかで、抗酸化力の強いビタミンAと、皮膚や粘膜を守る働きがあるビタミンB_2が圧倒的に多く含まれているのはレバーです。神経細胞を生成するアラキドン酸が含まれ、脳が老けないためにも重要ですし、肌を再生する効果もあります。

ただし、ビタミンAは脂溶性で体内に蓄積されるため、過剰摂取には注意が必要です。焼き鳥レバーの1串に一日の上限を超えるくらいの量が含まれています」

ビタミンAの推定平均必要量は50～64歳男性で650μgRAE（上限量は2700μgRAE）だが、焼き鳥レバー1本（約30g）で4200μgRAE。レバーを多めに食べた日があったら1週間くらいは控えて摂取量を調整しよう。ビタミンAを過剰摂取すると、吐き気や頭痛が起きることがあり、長期間の多量摂取では肝臓の異常や中枢神経系への影響がある。

ハツ（心臓）には、コエンザイムQ10が豊富という。

「休みなく収縮する心臓が疲労しそうな時、疲労回復のために食べるといいでしょう。コエンザイムQ10は細胞が酸化するのを防ぎ、ビタミンCやEを再生させる強い抗老化作用があり、医薬品として心疾患や脳出血の治療に利用されている物質です」（板倉医師）

頭も体も老けないためには、ランキング上位の肉を中心にさまざまな種類を食べるといい。幅広い効能が取り入れられ、同じ消化酵素に負担がかかることも避けられるだろう。

脂質の多い肉は「老ける肉」

一方で「老ける肉」とは、タンパク質に比べて脂質（脂肪）の割合が格段に多い肉だ。次ページの「老ける肉ワースト8」に、牛、豚、鶏、ラムの中で100gあたりの脂質含有量が多いものを挙げたので参照してほしい。

前出の堀氏は「脂身、とりわけ部位では『バラ』や『ひき肉』を避けたほうがいい」と指摘する。老ける肉ワースト1位の「和牛バラ脂身つき」も該当する。

「バラ肉はカロリーオーバーで肥満になりやすく、中性脂肪の数値も一気に上昇します。肥満は老化を早め、中性脂肪の数値が上がりすぎると血液がドロドロになって、血管に負担がかかります。血管が老いれば、いい血液や酸素が全身に行き届かず、見た目も若々しくいられなくなります。ひき肉はどの部位を使い、どれだけの脂質が含まれているかわからないという点で、お勧めできません」

　また、ほとんどの専門家が「老化を促進する」と挙げるのがベーコンやソーセージなどの加工肉だ。加工肉については本章冒頭に記したＩＡＲＣの発表で、一番上のカテゴリーである「グループ１・発がん性がある」と判定され、「加工肉を毎日食べた場合、50ｇごとに大腸がんにかかる確率が18％上昇する」とされている（ちなみに日本人の平均的な加

老ける肉
ワースト８

※カッコ内は100gあたりの（タンパク質／脂質g量）

❶位 **和牛バラ脂身つき**（11.0／50.0）

❷位 **豚バラベーコン**（12.9／39.1）

❸位 **和牛肩ロース脂身つき**（13.8／37.4）

④位 **和牛肩ロース皮下脂肪なし**（14.0／36.5）

⑤位 **豚バラ脂身つき**（14.4／35.4）

⑥位 **輸入牛バラ脂身つき**（14.4／32.9）

⑦位 **ウインナーソーセージ**（11.5／30.6）

⑧位 **ラムロース脂身つき**（15.6／25.9）

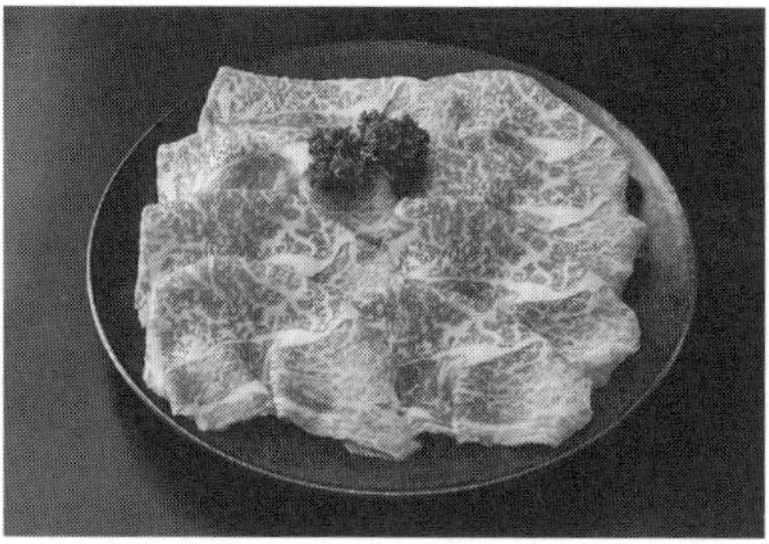

※『八訂食品成分表2023』（女子栄養大学出版部）をもとに独自に作成

工肉摂取量は一日あたり13ｇとされている）。

本書は、加工肉摂取が老ける理由として二つを挙げる。一つは塩分が高いことだ。どの肉も生では１００ｇあたりの食塩相当量が１ｇ未満なのに対し、豚のウインナーソーセージは１・９ｇ、ロースハムは２・３ｇ、ロースベーコンは２・２ｇも含まれている。

「過剰な塩分摂取は血液量を増やし、心臓や血管、そして体内から余分なナトリウム（塩の成分）の排出を促す際には腎臓にも負担をかけます。つまり心臓、腎臓、血管の老化を進めることになるのです」（大和田医師）

皮膚のシワができやすくなるという報告も。

「血中のナトリウム濃度が高くなると、尿からもナトリウムを排出しますが、その際カルシウムまで流れやすくなって、骨粗しょう症のリスクが上がります。実はアメリカ・イェール大学の調査で、骨密度の低い人ほど皮膚のシワが深いことがわかっています。骨からカルシウムが溶け出す時に肌と同じI型コラーゲンも骨から減少します。

骨密度が低下して骨が痩せてもろくなると、目元や口元、フェイスラインにたるみが出現し、シワにつながる恐れがあるともいわれています」（望月氏）

加工肉を食べると老ける、もう一つの理由として食品添加物が挙げられる。中でも発色剤や保存剤に含まれる亜硝酸塩は発がん物質などともいわれ、体に有害であることから体外へ排出する必要があるが、「添加物を摂るほど肝臓は解毒しなければならず、疲弊していく。肝臓の機能が弱まれば、きれいな血液ができない」と堀氏が説明する。なるべく人の手が加わっていない肉を食べたほうがいい。

　高級品とされる「霜降り牛肉」も人間が作り出したもの。

「牛にビタミンA欠乏をおこすことで筋肉に脂肪が散らばる。そうして〝霜降り〟にさせる方法もある。必ずしも健康な牛で良質な脂肪とは限らない」と板倉医師。大和田医師もまた「もともと健康な野生動物の肉は〝霜降り〟ではありません」と解説する。

「牛も人もビタミンA欠乏が慢性的に続くと、夜盲症として知られる視覚障害になり重度になると失明に至ります。通常の草食動物は筋肉内に脂肪は多くないので、霜降りの牛は極度の運動不足や、失明に至るまでのビタミン不足など……健康的な状態とはいえません。自然に牧草で育った牛肉は味気なく硬いですが、本来はそれを上手に調理していただくのがいいと思います」

　肉の生産地や飼料によっても、〝肉の質〟に差がつく。例えば老けない肉7位にランクインした「牛もも」は、国産と輸入品で脂質量にかなり差がある。同じ部位でも、国産の脂質量のほうが高いのだ。この理由について、「飼料の違い」と話す専門家がいる。牧草にプラスして穀物を与えると、脂肪を体内に蓄えやすくなるという。日本では動物を太らせて「柔らかいおいしさ」を好む傾向があるのかもしれない。しかし、それが人の健康につながるとは限らない。

「やはりタンパク質含有量が多いほうが人の体に安心といえますし、生産地や飼育方法がわかる肉がいいのではないでしょうか」（板倉医師）

肉の選び方、調理法のコツ

選び方や食べ方にもコツがある。

「食品トレー内に肉からしみ出た赤い汁はドリップと言って、細胞が壊れ、肉の中の水分にタンパク質が混じったもの。ドリップが少ないものを選ぶほうが新鮮です」（望月氏）

また、表面積が広く酸化が進みやすい「ひき肉」よりも「スライス肉」、スライス肉よりも「ブロック肉（ステーキなど）」がいい。堀氏は「週に2回のヒレステーキ」を勧める。

肉を焼くときに焦がしてしまうと、タンパク質が変性して栄養素にならない。オーバークッキングにも気をつけたい。
「かつては高温で肉を焼くのが主流でしたが、今は冷たいフライパンに肉を置いてから火をつける調理法ですね。すると肉の脂が徐々に溶けてくるのでサラダ油がほぼ不要ですし、フライパンに肉がくっつかないので見た目がきれいに仕上がります。特に脂身が少ないところは肉がパサパサになりやすいので、加熱の仕方には気をつけましょう。中心部が75度に達して1分経てば安全に食べられるわけで、強火でバチッと焼くより、弱火でじっくりがコツです」（同）

高温加熱や甘いタレをつけるトンカツ、焼肉、すき焼き、焼き鳥はＡＧＥを増やすため、できればしゃぶしゃぶや、たたき、スープ類で肉をいただくほうがいい。

食べ合わせも重要だ。大和田医師は〝ニンニク入り豚しゃぶ〟を提案する。
「ニンニクに含まれるアリシンはビタミンB_1と一緒に摂ると、アリチアミンという化合物を生成します。これが元気の素、疲労回復になるんです。ですからニンニクを細かく刻んで、ビタミンB_1が豊富な豚肉にのせるか、つゆに入れて食べるといいでしょう」

鉄分が豊富な牛肉は、鉄の吸収を促進するビタミンＣと一緒に摂ると貧血予防に一層効果を発揮する。美肌効果を高めるなら、βカロテンを含む緑黄色野菜とセットで。

肉を食べる最適な時間もある。和田医師は「肝臓の働きが活発な朝食か昼食に肉を摂る」ことを勧める。

「肉に含まれるアミノ酸を分解したり、それをもとに組織を合成するのが肝臓の働きです。18時以降は肝臓の働きが悪いため、肉を摂ってもかなりの割合で無駄になる可能性がある。胃の機能は昼の12時が最大。この時間に肉を食べると、胃もたれを起こしにくいでしょう」

臓器にはそれぞれ活発に働く時間があるのだ。

一日の最低限必要なタンパク質量は、体重１キロあたりおよそ１ｇとされ、体重が50キロの人であれば50ｇになる。豚もも肉の場合、約２５０ｇで必要量が摂れる計算だ。

「足りないものがあった時に、若い頃は何とかなりますが、年を取るほど老化しやすくなる」と和田医師。

「中高年がダイエットをすればシワが多くなったり、髪が抜けやすくなったり、肌のみずみずしさが失われ、血色も悪くなります。診察していると、日本人は肌ツヤなどからタンパク質が足りていないと感じるんです。見た目の老けている人ほどさっぱりしたものを好むことが多いです。年を重ねるほどもっと肉を食べたほうがいい」

しっかり選び、食べ方には気をつけて、毎日の食事にコツコツと取り入れたい。そして肉を食べた翌日は魚を食べよう。

老けない肉
おすすめレシピ

※レシピ作成　堀知佐子（料亭「菊乃井」常務取締役・管理栄養士・調理師）

鶏むね肉のニンニク醤油あえ

肉に含まれるビタミンB_1の吸収を高め、効果を持続させるのがニンニクや生姜。鶏むね肉に含まれるイミダゾールペプチドは毛細血管まで血行を促進し、アルツハイマー型認知症の予防になるといわれている。ニンニクに含まれる硫化アリルも血行を促進し、体力増強や疲労回復に効果がある。

材料（1人分）

・鶏むね肉……½枚（180g）
・酒……大さじ2
・長ネギ……10センチ
・ニンニク……1片
・醤油……小さじ2
・酢……小さじ1
・ごま……少々

作り方

❶鶏むね肉を耐熱皿に入れて酒をふり、ラップをし、レンジに3分（300Wのレンジで7～8分）ほどかけて粗熱を取り、細切りに
❷ニンニクはすりおろし、長ネギはみじん切りにし、蒸し汁（レンジにかけた後に肉から出た汁）、醤油、酢と合わせる
❸皿に①を盛り付け、②、ごまをかける

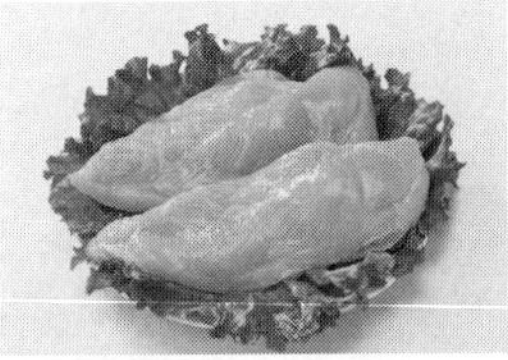

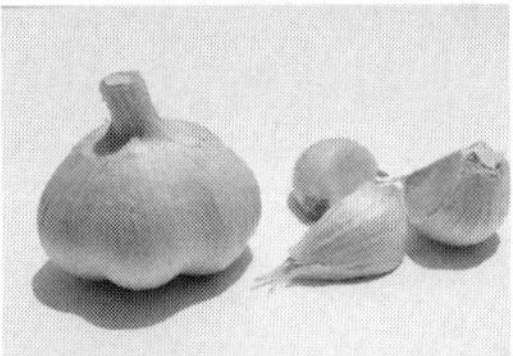

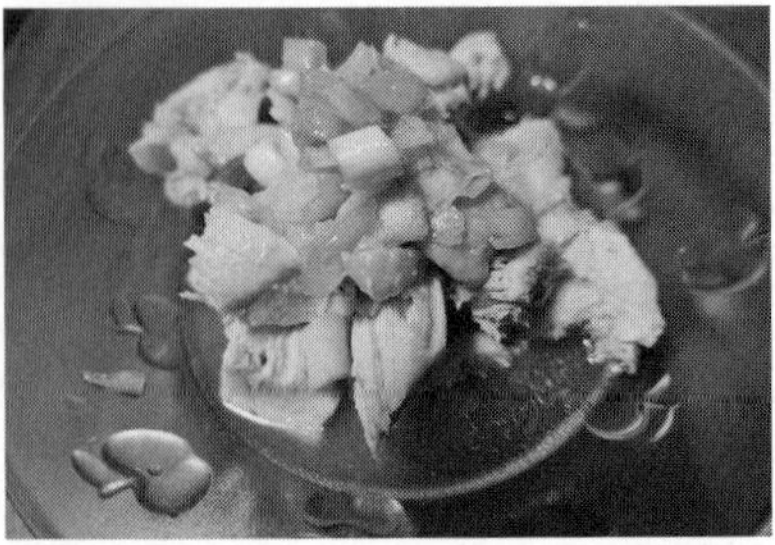

※調理　著者

調理のポイント！
鶏むね肉は脂肪が少ないため、繊維を断ち切るように肉を切ること

豚ヒレ肉とピーマンの炒め物

タンパク質（豚ヒレ肉）とビタミンC（ピーマン）の組み合わせで筋肉再生に効果がある。豚肉はビタミン B_1 が豊富、ヒレ肉は高タンパク。甜麺醤の赤味噌成分であるメラノイジンは腸内環境を整え、細胞を若々しく保つ抗酸化作用がある。

材料（1人分）

- 豚ヒレ肉……150g
- ピーマン……2個
- ニンニク……1片
- 玉ねぎ……¼個
- 生姜……10g
- 甜麺醤……大さじ2
- 醤油……小さじ2
- 酒……大さじ2
- ごま油……小さじ2

作り方

❶豚ヒレ肉は太めのマッチ棒状に切る。ピーマン、玉ねぎも同じくらいの大きさに切り、ニンニク、生姜はみじん切りに

❷甜麺醤、醤油、酒を合わせておく

❸ピーマン、玉ねぎはレンジにかける（2分を目安に）

❹フライパンにごま油を入れてニンニク、生姜を少し炒めてから、豚ヒレ肉を入れる。豚肉に火が通ったら、③、続いて②を入れる。全体に調味料が回って水分が飛んだら、火を止めて器に盛り付ける

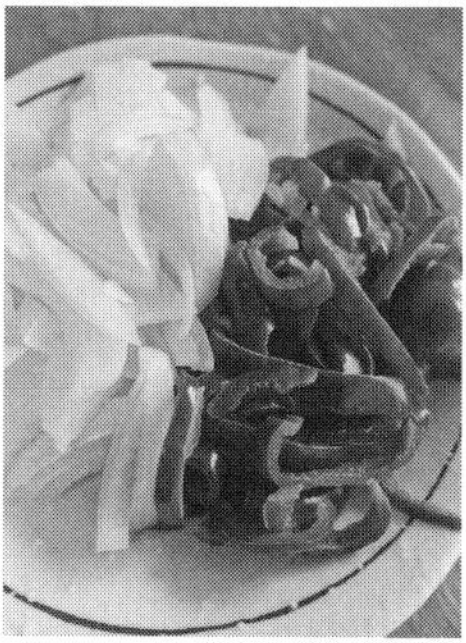

調理のポイント!

炒める時は弱火で。強火だとニンニクが焦げやすく、脂肪が少ないヒレ肉は硬くなる。野菜を入れたら強火にして一気に仕上げる

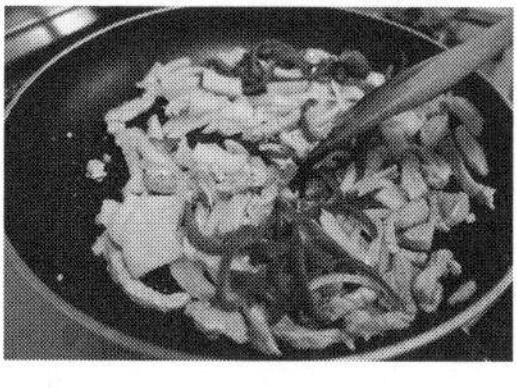

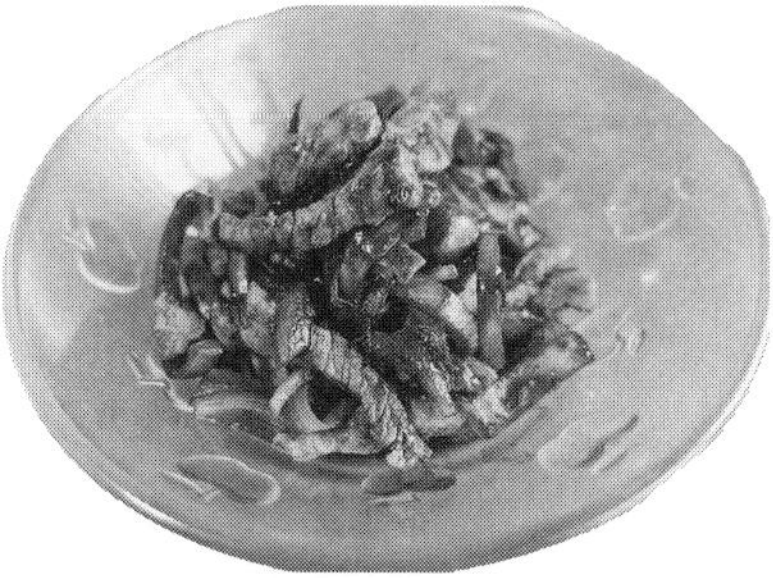

第三章

老けない最強魚

前章で「老けない肉」を選ぶなら、「タンパク質の割合が高い肉を選ぼう」と記した。一方で「老ける肉」とは、タンパク質に比べて脂肪の割合が格段に多いものだ。

しかし魚の場合、重要なのはこの「脂肪」である。魚の脂肪に含まれる「オメガ3系脂肪酸」が老化を防ぐため、いわゆる〝脂ののった魚〟がいい。

魚にしかない〝老けない効能〟

アンチエイジング治療に携わる和田秀樹医師も「老けないためには筋肉と同じくらい脂肪が重要」と強調する。

「脂溶性ビタミンのA、D、Eは脂肪に貯蔵されますし、細胞を再生したり、新陳代謝を行うのにも脂肪は欠かせません。

もちろん、肉で摂ってもいいのですが、脂肪の割合が格段に多い肉を大量に食べると、動脈硬化を促進する危険があります。また、魚にしかない〝老けない効能〟もある。いいとこどりをするなら魚と肉を一日おきに食べましょう。『昨日はステーキを食べたから、今日は脂っこいものはやめよう』ではなくて、むしろ肉を食べた翌日に脂ののったカツオや、マグロのトロなどを食べる。すると、血中で固まりやすい肉の脂肪を、血液サラサラ効果のある魚の脂肪で中和することになります」

オメガ3系脂肪酸は、脳の機能を高めたり、悪玉のＬＤＬコレステロールの排泄を促したり、さらには心臓の老化予防の効果がある。東邦大学名誉教授の東《と》丸《まる》貴信医師（平成横浜病院総合健診センター長）の話。

「オメガ3には、高血圧症や加齢に伴って硬くなっていく心臓や血管を再び活性化させる働きがあります。慢性炎症を抑え、心不全や血管老化を防止するのです。また新型コロナウイルスなどの感染症による急な炎症を鎮める働きもあります」

77ページでは「オメガ3系脂肪酸」が多い順にランク付けをした。オメガ3系脂肪酸にはさまざまな種類があるが、中でもＤＨＡ（ドコサヘキサエン酸）やＥＰＡ（エイコサペンタエン酸）は老化予防の効果が特に強い。大まかにＥＰＡは血管や血液に、ＤＨＡは脳や髪に良い作用があると覚えるといい。老けない魚ランキングで上位のものほどオメガ3が豊富で、それに伴ってＤＨＡやＥＰＡも多くなるが、個別の量では順位に多少の違いが出る。79ページにＤＨＡとＥＰＡが、それぞれ多く含まれる魚を挙げたので参照してほしい。

三つのランキング全て上位の「サバ（ノルウェーサバ）」は、あくまで生の栄養価。寄生虫（アニサキス幼虫）が潜む可能性があるため、サバは缶詰のほうが安心で、使いやすい。缶詰の場合、オメガ3の含有量はざっと半分になる。

サバを除くと、「クロマグロ」「サンマ」「ブリ」がどのランキングにも含まれ、日常の食卓における「老けない最強魚」といえるだろう。

オメガ3系脂肪酸全体の作用について調べた論文は数万件を超え、私もさまざまな研究を目にしたが、とりわけＤＨＡに抜け毛や白髪予防効果があることに驚いた。

神経内科専門医で栄養学に詳しい大和田潔医師（あきはばら駅クリニック院長）が解説してくれた。

「きれいな髪を作る条件は二つあります。元気な毛根であることと、正常な毛根サイクルであること。男性は年とともに男性ホルモンの影響で毛根サイクルの回転が早まり、毛が成長する前に抜け落ちてしまうことがある。女性も加齢とともに髪のハリを失いやすい。

髪の毛は根元の毛根にある『毛包《もうほう》』に支えられているのですが、ＤＨＡは毛包の機能維持や炎症防止に大きな役割を果たします。ＤＨＡが豊富な魚を食べることで毛根サイクルが正常化し、毛もしなやかになると期待できます」

ＤＨＡには脳を活性化させる働きもある。「魚を食べると頭が良くなる」といわれるゆえんだ。

２０１７年、魚に関する書籍を数多く執筆している農学博士の鈴木たね子氏を取材した。鈴木氏は水産庁の研究所で、魚介類の機能性成分や加工技術の研究に従事した経験を持つ。残念ながら２０２０年に93歳でお亡くなりになったが、取材した時のことは今でも鮮明に覚えている。当時、鈴木氏は90歳を越えていたが、歩く姿は背筋が伸びて美しく、私の質

老けない魚
ベスト 10
※可食部 100g あたりのオメガ 3 系脂肪酸量

❶位 **サバ**（ノルウェーサバ） 6.56g

❷位 **クロマグロ**（脂身） 5.81g

❸位 **サンマ**（皮つき） 5.59g

④位 **ブリ** 3.35g

⑤位 **太刀魚** 3.15g

⑥位 **ニジマス**（海面養殖） 2.56g

⑦位 **ウナギ** 2.42g

⑧位 **カタクチイワシ** 2.24g

⑨位 **ニシン** 2.13g

⑩位 **マサバ** 2.12g

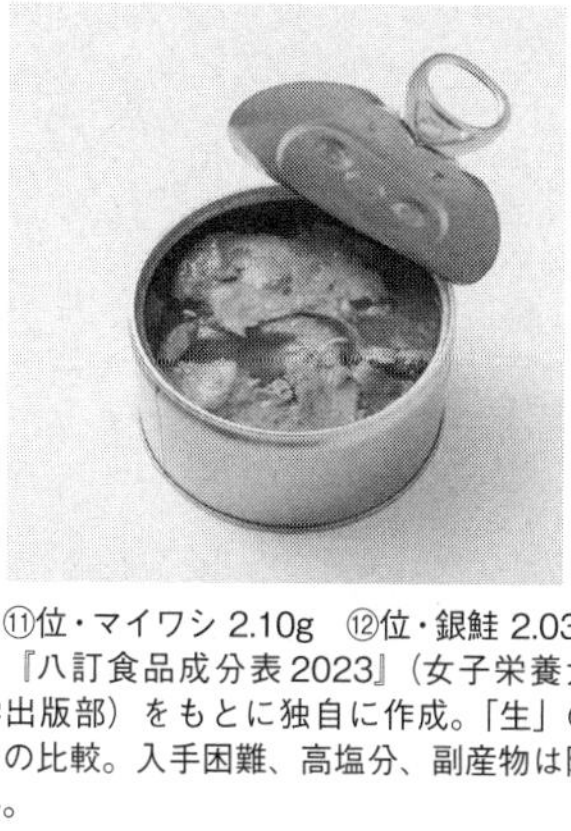

※⑪位・マイワシ 2.10g　⑫位・銀鮭 2.03g
※『八訂食品成分表2023』（女子栄養大学出版部）をもとに独自に作成。「生」のみの比較。入手困難、高塩分、副産物は除外。

問に的確に受け答えをしてくれた。毎日、さまざまな魚を食べているという鈴木氏は「魚を食べるとボケにくい」と笑い、こんな話をしてくれたのだ。

「フランスで行われた調査研究によると、1週間に全く魚を食べない人は、毎日食べている人の約5倍もアルツハイマー型認知症の発症率が高い。魚を食べる回数が多いほど発症リスクが低くなるんです。ＤＨＡは脳の神経細胞の死滅を防止すると言われます。ＥＰＡにはそのような効果は認められていません。

たまにはマグロのトロ（ランキング2位）を食べると良いでしょう。高価ですが、私はよく講演で『認知症の薬を買うと思って、1週間に1回、トロを食べなさい』と話すんです。また手頃なイワシ、サンマ、サバなどの赤身魚にもＤＨＡは豊富ですよ」

ＤＨＡは魚の血合いの部分やカマ（エラの近くの部分）にたっぷり含まれる。味が苦手でなければ残さず食べたほうがいい。脳を活性化させて記憶力の低下を防ぐＤＨＡに対し、ＥＰＡは血液を固まりにくくする作用があるため血栓を防ぎ、脳梗塞や心筋梗塞を予防する。血糖値の改善、そして皮膚の炎症を鎮め、美しい肌を再生する効果もある。

皮膚科の吉木伸子医師（よしき銀座クリニック院長）は、「近年、肌荒れや皮膚炎の患者がものすごく増えている。魚の摂取量低下が一因ではないか」と指摘する。日本では

２００６年に肉の摂取量が魚介類を抜き、以降、魚介類摂取量は減少し続けている。魚の効能が注目され、年々消費量が伸びている欧米とは対照的だ。

「魚に含まれるオメガ３の摂取量が減り、植物油や加工食品に多く含まれるオメガ６系脂肪酸摂取が増えています。オメガ３とオメガ６と呼ばれる脂肪酸はどちらも体に必要な脂肪ですが、その摂取バランスが崩れると敏感肌や老化の原因になります。加工食品をでき

脳や目が老けない、髪を作る DHAが豊富な魚 ベスト５

※可食部100gあたりのドコサヘキサエン酸量

❶位 **クロマグロ**（脂身）　3200mg

❷位 **サバ**（ノルウェーサバ）　2600mg

❸位 **サンマ**（皮つき）　2200mg

④位 **ブリ**　1700mg

⑤位 **太刀魚**　1400mg

※⑥位・ニジマス1300mg、⑦位・ウナギ（養殖）、サワラ1100mg、⑨位・マサバ、カツオ（秋穫り）970mg、⑩位・カマス940mg

血栓予防、美肌効果あり EPAが豊富な魚 ベスト５

※可食部100gあたりのエイコサペンタエン酸量

❶位 **サバ**（ノルウェーサバ）　1800mg

❷位 **サンマ**（皮つき）　1500mg

❸位 **クロマグロ**（脂身）　1400mg

④位 **カタクチイワシ**　1100mg

⑤位 **太刀魚**　970mg

※⑥位・ブリ940mg、⑦位・ニシン880mg、⑧位・マイワシ780mg

※『八訂食品成分表2023』（女子栄養大学出版部）をもとに独自に作成。「生」のみの比較。入手困難、高塩分、副産物は除外。

る限り避け、魚から良い脂肪を摂ることが必要でしょう」（吉木医師）
オメガ6が多すぎると、オメガ3が抑制されて体内で炎症が起き、肌もきれいに再生されにくい。吉木医師によると、「体内や皮膚に慢性的な炎症を持つ人ほど、全身の老化も早まる」という。

オメガ3系脂肪酸の一日の摂取量目安として成人は2g前後。健康検定協会理事長で管理栄養士の望月理恵子氏によると「サンマやマグロ（トロ）の刺身なら2、3切れ、焼きサンマなら2分の1尾、サバの缶詰なら3分の2」という。

できる限り栄養素を失いたくないなら、生が一番。刺身や寿司で食べたり、魚介類に酸味のあるソースとオリーブオイルをかけるカルパッチョ、魚介類をレモン汁などに漬け込むマリネで。二番目は蒸す（ホイル蒸し）、三に煮る（味噌煮など）、四は焼く、そして揚げるの順だ。

管理栄養士で調理師の堀知佐子氏（老舗料亭「菊乃井」常務取締役）も、「切り身はできる限り煮るとか蒸す方法で調理して、焼かないほうがいい」と補足する。

「焼くことで酸化や糖化が進んでしまいます。鮭の切り身なら焼くよりホイル蒸しか、蒸気で加熱しましょう。アユやアジなど丸ものなら、脂肪が直接火にあたらないので焼いてもいいですね。私はイワシやしらす、アユなど、内臓ごと食べられる魚がいいと思います。内臓には肌のかさつきを防ぐビタミンAやきれいな血液を作るのに必要な葉酸も豊富に含まれています。カルシウムやビタミンDもしっかり摂れる。しらすは塩分がやや多いですが、調味料がわりに使えます。私は納豆に醤油やタレを使わず、しらすと卵白をかけていただくんですよ」

　缶詰を利用してもいい。消化がよく骨も皮も食べられるのがメリットで、オメガ3の栄養素も数パーセントしか損失しないといわれる。ただし、その多くは汁のほうに流れ出ているため、汁も含めていただこう。

「カレーにサバ缶を汁ごと入れて少し煮込んで仕上げたり、炊いたごはんに混ぜたり、味噌汁に入れてもいいですね。ツナ缶も使えます。ちぎったレタスにツナ缶の中身を汁ごとのせれば、ドレッシングがわりになりますよ」（望月氏）

「旬の魚」は一段とオメガ3が豊富

　また、それぞれの魚の旬の時期は一段と脂肪、つまりオメガ3が豊富に含まれていることも知っておきたい。

例えば5月上旬に漁獲される「初ガツオ」では100gあたり0・17gだが、秋に南下してくる「戻りガツオ」は1・57gと大幅にオメガ3の量が増える。初ガツオはさっぱりとした口当たりで、戻りガツオは濃厚な味わいという。どちらも刺身やタタキで食べられる。

次ページに「旬の時期の目安」を挙げたが、水産物仲卸業を約20年営む飯田水産の飯田知誉《ともやす》氏が「脂がのっているかどうかは、魚の見た目でも判断できる」と解説してくれた。

〝小顔のイケメン〟がポイントだという。

「顔が締まっていて、胴体部分が盛り上がった体型の魚は、脂がのっています。鍛えている人がムキムキしているように、魚も群れの先頭にいるようなものは身が発達するんです。すると相対的に顔が小さく見える。

オメガ3を新鮮な状態で摂りたいなら、魚の目を見てください。澄んだ目は鮮度がいい。切り身で判断するなら、血合いが赤いほうが新鮮。漁獲から日が経つにつれ魚の目は濁り、血合いも茶色くなってきます」

肉の章で、パック内に赤い汁（ドリップ）が少ないものを選ぼうと記したが、切り身の

季節ごとの旬の魚

春	夏	秋	冬
初ガツオ、マダイ、サワラ、シラウオ、サヨリ、メバル	アユ、スズキ、ハモ、アジ、カンパチ、カジキ、カレイ	戻りガツオ、イワシ、サンマ、サケ、チダイ、ハゼ、マサバ	タラ、アンコウ、金目鯛、ホッケ、マグロ、フグ、ブリ

魚もトレイにドリップ（水分）がたまっていないかを確認しよう。

ところで、オメガ3の含有量は青魚が圧倒的に多いものの、たとえばタラやホッケ、ヒラメ、カレイなどの白身魚はどうだろうか。以前、鈴木氏は「白身魚を食べると筋肉を維持しやすい」と話していた。

「脂質が少ない分、タンパク質の割合がとても高く、牛、豚、鶏肉に劣りません。肉には硬くて消化に時間がかかる結合組織がありますが、魚肉は軟らかく、すぐに人体に必要なアミノ酸にまで分解されます。実際に白身魚のタンパク質を摂ると、筋肉が作られやすいという報告もあります。これ以上太りたくないから脂肪はいらない、でも老化予防のために筋肉を維持したいというときは白身魚がいいでしょう。魚肉タンパク質の塊である『かまぼこ』もお勧めです」

ちなみに、老けない魚のランキング外ではあるが、タラの皮のベトベトとした部分にはコラーゲンがたっぷり含まれている。

「鶏肉の皮よりも低カロリーで、体内で分解もされやすい。冬はぶ

つ切りにして鍋に入れるといいでしょう」（大和田医師）

また、イカやタコなどの軟体動物（介類）や、牡蠣、アサリ、ホタテなどの貝類には、魚には微量しか含まれない「老けない栄養素」が多く含まれている。

一つはタウリンだ。タウリンは細胞の浸透圧の調整や酸化を防ぐ役割があるといわれ、コレステロールや中性脂肪の低下作用、糖尿病に対する改善効果などが報告されている。これも以前、鈴木氏が強くお勧めしてくれた。

「タウリンはサンマやマグロにも含まれますが、１００ｇあたり数百㎎程度。対してサザエは約１５００㎎、牡蠣は約１２００㎎、ホタテも約１０００㎎あります。オメガ３と同様、旬の時期は特に含有量が多いといわれます。貧血の予防や視力回復、肝臓の強化にもいいですよ」

秋冬が旬の牡蠣は〝海のミルク〟と言われるほど栄養価が高い。タウリンに加え、貧血や動脈硬化を予防したり、骨の形成に関わる「銅」、そして「亜鉛」が豊富に含まれる。亜鉛は精液中にも多く含まれ、不足すると男性の生殖能力が低下する。そのほかアルコールの分解に必要な酵素の成分になったり、体内の活性酸素を取り除く作用がある。さらには女性ホルモンの働きを高めたり、免疫機能や皮膚の健康にも貢献するので男女ともに重要なミネラルといえるだろう。

飯田氏によると、「全体の大きさより、身にぷりっと感があるものを選ぶと、栄養素が詰まっている」という。貝殻が付いている時は殻に厚みがあるものを。

注意したい「干物」と「養殖」

魚介類は、どんなものを食べても老けない効能はあるといえるが、注意してほしい点が二つある。

一つは、「干物」だ。美容健康に良いように思われがちだが、酸化が進んでいる可能性が高い。特に太陽光を使った「天日乾燥」は温度、酸素、紫外線によって酸化が進み、加工後にも酸化が進む。

「製法や保存方法によって酸化の度合いは異なりますが、一例として次ページの図Bはアジを干物にした後の酸化具合の変化です。昔ながらの灰干製法（魚を特殊なフィルムに包み、火山灰の中で水分を抜く干物の製法）で干物を作れば脂肪酸の酸化が進みにくいといわれるものの、それでも本来、健康や美容に良い作用があるはずのオメガ3の酸化を完全に

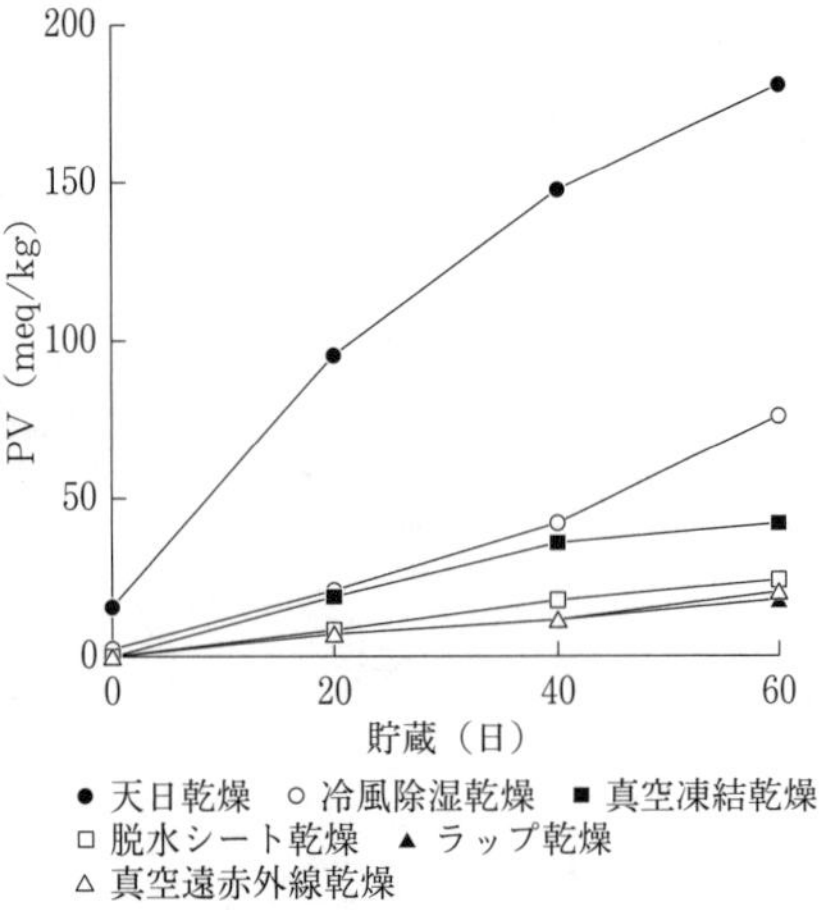

図B　アジ開き干しの凍結（−20℃）貯蔵中の過酸化物価（PV）の変化

出典：「乾燥法によるあじ開き干しの成分変化の相違」（千葉水試研報 56, 2000, 85-89）

防ぐことができず、体に悪影響をおよぼします」（望月氏）

酸化に加え、干物のデメリットは塩分の多さだ。干す前に魚を塩水に漬けることが多いため、どうしても塩分過剰になってしまう。例えばマアジ（生）なら100gあたりの食塩相当量が0・3gだが、開いて干すと2gにも。「加工肉」の箇所でも述べたが、過剰な塩分摂取は血液量を増やし、心臓や血管、ナトリウム（塩の成分）排出を行う腎臓に負担をかける。どうしても干物が食べたいなら、レモン汁をかけるなど抗酸化成分を合わせて摂取すれば多少は緩和されるかもしれない。また金目鯛のような白身魚は脂質が少なく、オメガ3の効能がほとんどないかわりに酸化しにくいので、白身魚の干物を選ぶのもいいだろう。

もう一つの魚選びの注意点は、「天然と養殖」の違いだ。

実は、一般的に広い海を泳ぎまわる天然の魚と比べて、養殖ものは運動量が少なく、オメガ3が豊富な脂質の量が多いといわれる。私もブリは天然ものと養殖ものをよく食べ比べるが、おいしさの観点でいえば養殖のブリのほうが身がやわらかで食べやすい。天然のブリはボソボソしていて、脂も均一にのっていない感じがする。

「しかし、養殖の魚は不健康な可能性がありますね」

と、東京海洋大学名誉教授の大島敏明氏は打ち明ける。

「養殖魚は早く出荷するために短期間で育てなければならない。タラの肝油をエネルギー源として与え、骨などの異常を防ぐためにビタミンEを大量に与えているところが多い。水産養殖の宿命とはいえ、魚にとって健全な環境で育ったとは言い難いでしょう。それが人体にどう影響するかは、未知数です」

大和田医師も同様の懸念を示す。

「例えば養殖魚には抗生物質などの過剰使用による海洋汚染が指摘されました。改善に向けた国際的な取り組みが開始されましたが、まだ道半ばです。皆が大量に安価な食材を求めてきた結果でしょう」

天然の健康的な魚を、必要最小限の量だけいただく生活にシフトできるといい。

また、魚摂取に伴う水銀などの蓄積を心配する人もいるかもしれないが、食品からの摂取なら心配はいらない。

「魚に含まれる水銀は、公害の原因となった工業排水由来ではなく、もともと自然界に存在する低濃度のもの。人体に悪影響を及ぼす心配はほとんどありません。ただし、胎児の発育中の脳は水銀に対する感受性が強いため、妊娠している女性は厚労省が設けている魚介摂取の目安量を守ったほうがいいでしょう。ホヤやナマコを含め魚介類や海藻は、体や脳神経に有用な栄養素を多く含みます」（大和田医師）

大島氏も食品による蓄積より、サプリメントによる過剰症の恐れを指摘する。

「人は魚の脂に多いオメガ３の必要量を体内で作れません。けれどもサプリメントでオメガ３（ＤＨＡ、ＥＰＡ）を摂る必要はない人も少なくありません。サプリは特定の物質の濃度を高め、成分同士のバランスを崩す可能性があるのです。魚は水銀（マグロ）、セレン（わかさぎやイワシ、カレイ）、亜鉛（牡蠣）など、蓄積が怖いとされる成分が含まれると指摘されることもありますが、どれも体には必要なもの。サプリで特定成分を摂るよりも、食品から摂取すればそういった微量元素も含めてまんべんなく幅広い栄養素が摂れます。食品の中でも、オメガ3はエゴマ油などにも含まれますが、魚で摂るのが圧倒的に効率が良い」

日本人が食べている魚介類はざっと１５０種類ほどといわれる。魚ならランキングのものを中心に選び、時々介類や貝類をおりまぜ、脂っこいものを受け付けない病気のときなどに白身魚を摂ると老化の防止になるだろう。

人が活動するエネルギーを生み出す「肉」に対し、「魚」の脂肪に多く含まれるオメガ3系脂肪酸は活性酸素や炎症を鎮める作用がある。体の内側から若返る食材といえるかもしれない。次章の「野菜・果物」も、体内で日々発生する活性酸素に対抗するものだ。

老けない魚
おすすめレシピ

※レシピ作成　望月理恵子（管理栄養士）

サバーグ

動物性タンパク質（サバ）と植物性タンパク質（豆腐）の両方を摂取でき、新陳代謝の促進に役立つ。骨を含めたサバを丸々摂取することができ、缶汁（缶詰内の水分）も調理に使うため、汁に溶け出た水溶性の栄養素ももれなく取り入れられる。

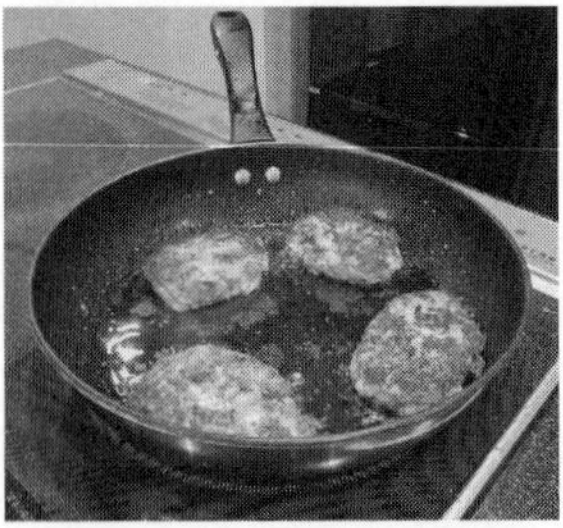

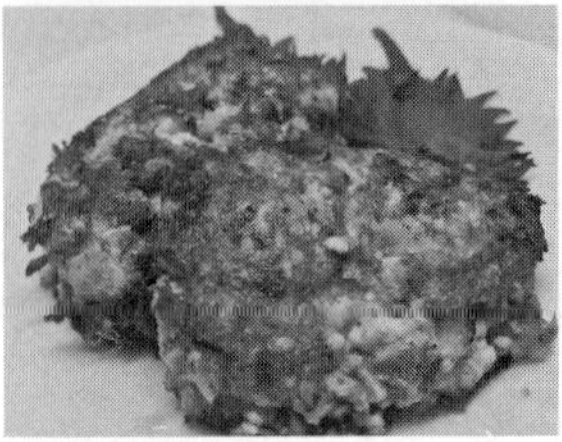

材料（4人分）
- サバ水煮缶……1缶
- 木綿豆腐……小1丁（150g）
- 玉ねぎ……½個
- パン粉……30g
- チューブ生姜……1センチ（なくても可）
- ポン酢（好みで）

作り方

❶豆腐をキッチンペーパーでくるみ、500Wのレンジに1分30秒かける
❷サバ缶の汁を別皿に移し、そこにパン粉を浸す
❸サバ缶、みじん切りにした玉ねぎ、①と②、生姜をボウルに入れこね混ぜる
❹ハンバーグ状に形を整え、油をひいたフライパンで両面焼く。好みで食べる直前にポン酢をかける

調理のポイント！

サバーグは形がくずれやすいので小ぶりにし、大きめのフライパンを使って調理を。サバーグに大葉を巻いて焼いても○

かまぼこチーズ磯辺焼き

魚のタンパク質が凝縮された「かまぼこ」。「青のり」は海藻の中でもマグネシウムやビタミンB_{12}が豊富で、チーズと組み合わせることでカルシウム吸収率がアップ！ 骨づくりが強化される。「かまぼこ」でなく「ちくわ」を使ってもOK。

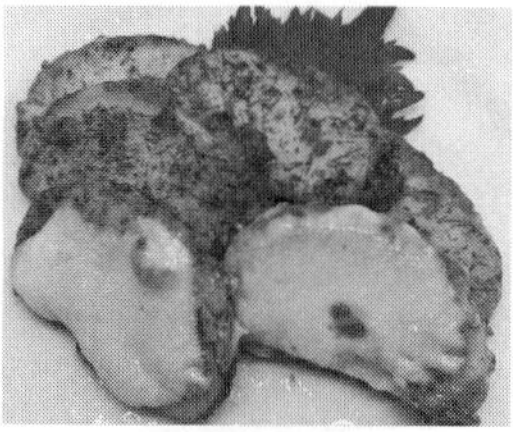

材料
- かまぼこ……6～7枚
- 衣（薄力粉小さじ3、水小さじ4、青のり小さじ1）
- スライスチーズ（好みで）
- オリーブオイル……適量

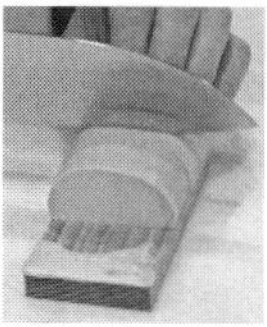

作り方

❶かまぼこを1センチ幅に切る

❷ボウルに衣の材料を全て入れ、かまぼこをくぐらせる。熱したフライパンにオリーブオイルをひき、かまぼこを並べ、チーズをのせてひっくり返して焼き、できあがり。※オーブントースターで焼きめをつけても可

調理のポイント！

密閉容器に衣の材料を入れ、そこにかまぼこを入れてフタをし、容器を振っても作れる。かまぼこにチーズをのせてひっくり返したら、1、2秒で表に返して、皿へ。チーズはカルシウムが豊富だが、塩分も多いため少量にしよう

カツオ漬け丼

カツオ、ニンニク、生姜はどれも血行を促進する食品のため、体を冷やさない。カツオに含まれる鉄分は、ニンニクと組み合わせることで吸収が高まる。鉄分は、体内の酸素の運搬や、筋肉への酸素の供給の助けになって疲れにくい体を作る。

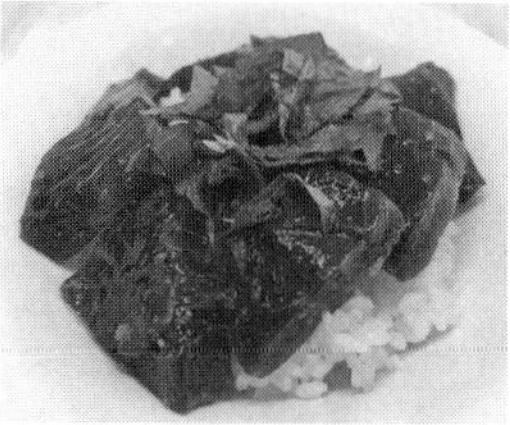

材料（1 人分）
- カツオ刺身用……6切れ
- 大葉（千切り）……2枚
- 醤油、みりん……各大さじ1
- チューブニンニク……1センチ（好みで増減）
- チューブ生姜……1センチ（好みで増減）

作り方

❶調味料を全て混ぜ、ジッパー付き袋にカツオとともに入れ、冷蔵庫で30 分～半日ほど漬け込む

❷ごはんの上にのせれば漬け丼。大葉をちらす。そのままおつまみとしても

調理のポイント！

ニンニクや生姜はチューブタイプのものでも、すりおろしてもいい。大葉だけでなくミョウガやネギなどの薬味をのせたり、うずらの卵を落としても good！

第四章　老けない最強野菜・果物

誰しも健康のために野菜を摂らなくてはという意識はあるだろう。しかし毎日せっせと「千切りキャベツ」ばかり食べていないだろうか。外食でポテトサラダを注文して、野菜を摂った気になっていないだろうか。

体をさびさせない抗酸化物質を豊富に含み、老化防止に欠かせない野菜だが、〝色の薄い〟ものばかり、また少量ではその若返り効果をあまり期待できない。

「濃い色」の野菜には抗酸化成分がたっぷり

管理栄養士で野菜ソムリエ上級プロの岸村康代氏が語る。

「キャベツにもビタミンCが豊富だったり、イソチオシアネートという抗酸化成分も含まれ、老けないために必要な栄養素があります。しかし、これだけでは摂りきれません。また、空気や水に触れると栄養素が損失しやすいため、千切りで長時間置いたキャベツはお勧めできません。

ポテトサラダはきゅうりやじゃがいもなどが含まれますが、糖質と脂質が多く、野菜というよりは主食に近いでしょう。マカロニサラダも同様です。白米の代わりに食べるのならいいのですが、ごはんもポテトサラダも一緒にとなると、カロリーオーバーで肥満の原因に……」

肥満、とりわけ内臓脂肪が増えると、血管が老化することが明らかになっている。どうすればいいのか。ロングウッド理事長の前田和久医師（前田クリニック院長）が説明する。

「脂肪細胞からはアディポネクチンというホルモンが分泌されています。これは血管を若く保つことから、酸化による炎症を抑える、糖をエネルギーに変えやすくする、メタボを防ぐことまでさまざまな働きがあり、善玉体内物質として注目されています。血液中のアディポネクチンの量は老化の指標。増やすためには、濃い色の野菜や果物を摂取することが大切です」

「濃い色」には抗酸化成分がたっぷり含まれている。野菜や果物自身もまた活性酸素の害から自分の体を守らなければならないという、人間と同じ課題を抱えているためだ。植物に関する著書を数多く持つ甲南大学名誉教授の田中修氏は「強い太陽が当たる場所で育つ植物ほど、紫外線の害を消すために、より多くのきれいな色素を作って、ますます鮮やかな色になる傾向がある」と説明する。例えば夏が旬のモロヘイヤは、活性酸素を強力に抑える力があり、〝野菜の王様〟とされる。

「世界三大美女の一人、クレオパトラが美貌を保つために食べていたといわれる野菜です。モロヘイヤはビタミンA、C、Eが、群を抜いて豊富です」

抗酸化物質はビタミンC、ビタミンE、ポリフェノール、カロテノイドの四つが基本。野菜や果物の鮮やかな色のもとになるポリフェノールやカロテノイドは数千種類も存在するという。そのためポイントは、野菜や果物の種類を多く摂って、少しずつ違う抗酸化物質を取り入れることだ。「色」で判断するとわかりやすい。

見た目と食事の関係に詳しい管理栄養士の望月理恵子氏は、老けないために「赤、緑、黄、紫、黒」の〝5色〟が重要と話す。

「『赤色』に含まれるリコピンが美白に効き、『緑色』に豊富なβカロテンが肌を丈夫にします。『黄色』には、体内でビタミンA作用を発揮するβカロテン当量が多い。肌にハリをもたせて小皺を目立たなくします。『紫色』は網膜や水晶体の栄養分になるアントシアニンを多く含んでいるため、〝きれいな目〟になりますね。食物繊維が豊富な『黒色』は、体内の老廃物を排出します」

97・99ページに色別に野菜や果物を順位付けしたので参照してほしい。

5色の中で一番大切な色を挙げるなら「緑」という。

岸村氏はランキング3位の「ほうれん草」を一押しする。

「小松菜や春菊、ニラ、菜の花など青菜はどれも抗酸化作用がありますが、ほうれん草には抗酸化ビタミンC、E、βカロテン（ビタミンA）が含まれ、冬場は夏場より3倍もビタミンCが多いので特にお勧め。ただしほうれん草は5日間冷蔵庫に放置していると約30％の栄養素が失われるといわれます。買ってきたら早めに調理をしてください。ゆでる

効能別「老けない野菜・果物」ランキング

健康的な肌【緑色】βカロテンが豊富なベスト7

❶位 **モロヘイヤ**　10000μg

❷位 **春菊**　4500μg

❸位 **ほうれん草**　4200μg

④位 **小松菜**　3100μg

⑤位 **ブロッコリー**　900μg

⑥位 **オクラ**　670μg

⑦位 **ピーマン**　400μg

※ほかあしたば、よもぎ各5300μg、大根葉3900μg、パプリカ（赤）940μg

肌のハリ【黄色】βカロテン当量が豊富なベスト5

❶位 **人参**　8600μg

❷位 **西洋かぼちゃ**　4000μg

❸位 **メロン**（赤肉）　3600μg

④位 **あんず**　1500μg

⑤位 **温州みかん**（早生）　1000μg

※βカロテン当量とは……αカロテン、βカロテン、βクリプトキサンチンの3種のカロテノイドの値を合わせ、体内でビタミンA作用を発揮する量のこと

※『日本食品標準成分表2020年版（八訂）』、その他文献を参考にして可食部100gあたりの含有量をもとに作成。該当しない色は除く。また日常的によく食べられる食材をランキング。望月理恵子氏監修

場合は、１分以内にサッとが基本です」

同じく緑色のブロッコリーもビタミンＡ、Ｃが豊富な上、抗酸化作用が数日間持続するという〝スーパー野菜〟だ。老化を促進する悪玉物質ＡＧＥの発生を防ぎ、「糖化」を抑制する。

「ブロッコリーはゆでると減ってしまうカリウムやビタミンＣ、ビタミンＢ群などの水溶性の栄養素が多いので、電子レンジや蒸すことで加熱するほうがいいでしょう。電子レンジならビタミンＣの残存率が高いという報告もあります。洗って濡れた状態のままラップでくるみ、２〜３分加熱すればＯＫです」（岸村氏）

緑色の野菜に次いで大切なのが、肌にハリをもたせる「黄色」の野菜。ランキング２位の「かぼちゃ」に注目しよう。

「抗酸化、抗ＡＧＥ作用を持つビタミンＣや、血行を促進するビタミンＥがたっぷり含まれます。血流が良くなり、肌に栄養分が行き届きます。鮮やかな黄色のもとであるβカロテンは、粘膜の再生や潤いに働くので健康的な肌になります」（望月氏）

だが他の野菜と比べて糖質が高いため、食べすぎは肥満のもと。量に気をつけるのと、冷えた状態のままで食べるのがポイントだ。ゆでたかぼちゃが冷えると消化しにくいでん

きれいな目【紫色】アントシアニンが豊富なベスト7

❶位 ワイルドブルーベリー 486.5mg

❷位 カシス 476mg

❸位 赤キャベツ 322mg

④位 クランベリー 140mg

⑤位 ぶどう 85.7mg

⑥位 ナス 85.7mg

⑦位 いちご 21.2mg

※ほかブラックラズベリー687mg、ブラックベリー300.5mg、さくらんぼ122mg、赤大根（ラディッシュ）100.1mg、レッドラズベリー92.1mg
※ https://pubmed.ncbi.nlm.nih.gov/16719536/ などをもとに作成

美白【赤色】リコピンが豊富なベスト3

❶位 金時人参 15.1mg

❷位 ミニトマト 7.97mg（トマト桃太郎は 5.94mg）

❸位 スイカ 4.37mg

※④位・ミディトマト3.53mg、⑤位・トマトファースト（昔ながらのトマト）2.96mg
※農研機構「機能性成分含有量データ」野菜類・果実類

老廃物を排出【黒色】食物繊維が豊富なベスト7

❶位 乾燥きくらげ 57.4g（乾燥しろきくらげ 68.7g）

❷位 乾燥ひじき 51.8g

❸位 あらめ蒸し干 48.0g

④位 乾燥椎茸 46.7g

⑤位 乾燥まいたけ 40.9g

⑥位 焼き海苔 36.0g

⑦位 青のり 35.2g

※⑧位・ワカメ（乾燥）32.7mg、⑨位・ゴボウ 5.7mg
※『日本食品標準成分表2020年版（八訂）』、その他文献の可食部100gあたりの含有量をもとに作成。該当しない色は除く。また日常的によく食べられる食材をランキング。望月理恵子氏監修

ぷん（レジスタントスターチ）が増え、食物繊維のような役割を果たす。血糖値の上昇を緩やかにし、腸内環境を整える。

同じくやや糖質が多いものの、美肌に効果的な黄色の野菜がランキング1位の「人参」だ。乾燥肌や皮膚の炎症を防ぐβカロテンの量が突出している。どれぐらい多いかというと、豊富といわれる西洋かぼちゃが100gあたり4000㎍なのに対し、人参は8600㎍もある。

日本臨床栄養協会理事を務める管理栄養士の早川麻理子氏（名古屋経済大学准教授）によると、「人参には肝機能を促進し、解毒作用を助ける効果もある」という。

「肝臓の働きが良くなると古い細胞が廃棄され、新しく再生するサイクルがスムーズに回転します。お酒を飲んだ後は意識して人参を。皮の下がβカロテンの宝庫なので、むかずに調理するのがお勧めです」

きんぴらゴボウの効用

目にいい「紫色」を作り出すのは、ポリフェノールの一種、アントシアニン。サツマイモヤナスなどの野菜、ぶどうやブルーベリーなどの赤～紫色の果実類に含まれ、目の機能回復の作用があり、抗酸化力も強い。パソコンなどを長時間見ると目がチカチカしたり視界がかすむのは、光を受容するたびに分解・再合成を繰り返す色素体「ロドプシン」の再合成が追いつかなくなるから。アントシアニンは、ロドプシンの再合成を活性化させることがわかっているのだ。

　老けないためには腸をきれいに保つことも重要だ。海藻やきのこ、ゴボウなど、食物繊維が豊富な「黒色」の野菜を摂ろう。前出の田中氏は「特にゴボウは〝腸の掃除屋〟」と説明する。

「腸内の不要な物質を便として排出し、老化防止に働きます。また、ゴボウにはアルギニンという成分が多く含まれるのですが、これは元気が出るドリンクに使われる物質。ですから滋養強壮に効果がある料理といったら、私は〝きんぴらゴボウ〟を挙げますね」

　きんぴらゴボウはゴボウをササの葉の形のように薄く削って、ごま油で炒める料理だが、意外にも「加熱するほど抗酸化力が高くなる」と岸村氏。

「ゴボウには食物繊維しかないと思われがちですが、クロロゲン酸というポリフェノールも多い。３分より５分、５分より10分と、長い時間炒めたほうがクロロゲン酸が多くなるというデータがあります」

岸村氏は「ズボラ調理法」と称して、電子レンジでのきんぴら作りを提案している。１１１ページの「人参のきんぴら風」にゴボウを混ぜるのもいい。

「手抜き料理のほうがかえって栄養素が残っていることも多いです。美白に効果的な『赤色』の代表格はトマトですが、そこに含まれるリコピンはジュースのほうが体に吸収されやすい。水を飲み続けた群と比較すると、トマトジュースを飲んだ群では12週間後に目の近くのしわが消えたという研究報告があります。トマトジュースを飲むことは野菜の〝ちょい足し〟にもなりますね」

〝ちょい足し〟に向いているものには、ほかにもブロッコリーの新芽「ブロッコリースプラウト」がある。ＡＧＥを抑える力がブロッコリーの7倍というから、サラダに添えれば老けない効果が何倍にもアップする。

「枝豆もお勧めです。コンビニであればそのまま食べられる形で販売されています。枝豆にはビタミンB_1、ビタミンC、鉄分などが含まれ、疲労対策にも良いです」（岸村氏）

野菜の皮の使い方

疲労回復といえば、最も抗酸化成分が含まれている野菜の皮も効果的で、ぜひ食卓に取り入れたい。簡単なレシピを三つ紹介しよう。

一つめは、医師で料理研究家の河埜《こうの》玲子氏が提案する「ベジブロス」。大根や人参、かぼちゃなど比較的甘い野菜の皮や種を煮てとるだしで、味噌汁に使ってもおいしいという。

「玉ねぎやピーマンを使うと苦味が出る可能性があります。でも失敗したらカレーやミートソースなど味が濃い料理に使えばいいと思いますよ。また、野菜くずがなかなかたまらない人は、皮が出るごとに冷凍しておくといいでしょう」（河埜氏）

野菜の皮を使った漬物もできる。作り方は簡単。かぶ、人参、ナスなどの皮をピーラーで剝き、浅漬けの素で30分ほど漬けるだけ。大根やセロリの葉っぱなどでもできる。

「これらの素材を塩もみして10分ほど置き、ぎゅっと水分を絞って、ビニール袋に塩昆布とともに2時間ほど入れておく作り方でもＯＫ。このとき唐辛子の輪切りを入れてもピリ辛でおいしいですよ。漬け置きは冷蔵庫で行ってください」（望月氏）

もう一つ「野菜の炊き込みごはん」も風変わりでおいしい。かぶや人参の皮を粗みじん切りにし、ごはんを炊く時に調味料とともに入れればできあがりだ。ツナや鶏肉を入れれば、より味わい深く、栄養価も高くなる。

また、捨ててしまいがちな「大根の葉」はメイン料理にはならないものの、味噌汁やチャーハンに入れるといいという。

「根自体は淡色野菜ですが、葉は緑黄色野菜なので、根には含まれないβカロテンが豊富です。皮膚や粘膜を丈夫にしますよ。葉には根と比較してカルシウムが約10倍、ビタミンCや葉酸も約4倍含まれます」(同)

ベジブロスと、野菜の炊き込みごはんの作り方は次を参照してほしい。

「ベジブロス」

1)大根や人参の皮、かぼちゃの種、ワタ、しいたけの軸などの野菜くずをひとつかみ鍋に入れる

2)1リットルくらいの水を足し、弱火で20分コトコト煮る

3)ざるでこす。冷ました後はスープなどのだしとして使える。冷蔵庫へ入れれば3、4

日は保存できる（冷凍ならもう少し保存がきく）

「野菜の炊き込みごはん」

1）かぶ、人参の皮、ゴボウなどを粗みじん切りにする

2）米2合に対し、めんつゆ・酒・みりん各大さじ2、和風だしの素小さじ2と、1の野菜を炊飯器に入れて、通常の2合の線まで水を入れて炊き上げる

果物はビタミンCの量で選ぶ

さて老けない観点で栄養素を考えた時、野菜なら「色の濃いもの」だが、果物なら「ビタミンCが豊富なもの」から選ぶといい。肉や魚には微量しかなく、野菜や果物に多いもの――それがビタミンCであり、生のまま食べられる果物なら調理で損失することがなく、100パーセント摂取できるからだ。

ビタミンCが不足すると、シミのもとになるメラニン色素の合成が進み、肌にシミやソバカスができやすくなったり、疲労感が強くなったり、体内の解毒作用もうまく働かない。

見た目はもちろん、体の内側も老いていく。早川氏は「こまめにしっかり摂ることが重要」と強調する。

「ビタミンCは細胞の酸化を防ぎ、体を構成する重要なタンパク質であるコラーゲンの合成を助け、紫外線で損傷した皮膚を修復します。疲労感を回復させ、免疫力を強化するなど多くの役割を担っていますが、通常ビタミンCは摂取から4時間ほどで体外に排出されてしまうのです。さらに日焼けのような炎症が起きれば、あっという間に枯渇してしまいます。厚生労働省はビタミンCの摂取量として一日１００㎎を推奨していますが、それではとても足りないことが少なくありません」

特に強いストレスを抱えていたり、運動している人や喫煙習慣のある人はビタミンCが一層消耗されやすい状態のため、食事ごとに果物を摂るといいだろう。

「ビタミンCの王様がいちご、女王様がレモン」と、田中氏がたとえる。

「いちごなら8粒ほど食べれば、一日に必要といわれる１００㎎のビタミンCをほぼ摂取できます。そしていちごやレモンを上回るのが柿」

ビタミンCの含有量が多い果物を次ページに挙げた。ビタミンCが豊富な果物の堂々第1位は、ゴールドキウイ。グリーンキウイのビタミンC含有量も１００gあたり71㎎とランキング2位だが、ゴールドキウイはその倍の１４０㎎も含まれるのだ。ただしグリーンキウイのほうが食物繊維が豊富だから、コレステロールや血糖値コントロールの効果が高い。また腸内環境を整える働きも強いだろう。ランキング3位の柿は、βカロテンも豊富。老けない果物といえるが、糖分が多いため糖尿病の人などは注意しよう。

また格段にビタミンCが多いわけではないが、約20種類ものビタミンとミネラルが含まれる「アボカド」も若返りには欠かせない。なんと「世界一栄養価の高い果物」としてギネスブックにも認定されている。

ビタミンCが豊富な果物ベスト5

❶位 **ゴールドキウイ**　140mg

❷位 **グリーンキウイ**　71mg

❸位 **柿（甘がき）**　70mg

④位 **いちご**　62mg

⑤位 **ネーブル**　60mg

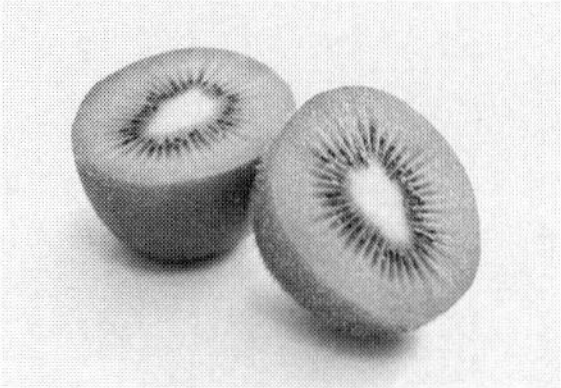

※⑥位・パパイア 50mg、⑦位・きんかん 49mg、⑧位・不知火 48mg、⑨位・きよみ 42mg、⑩位・ポンカン、はっさく各 40mg。ほかアセロラ（甘味種）800mg、グァバ 220mgなどもある

※『八訂食品成分表2023』（女子栄養大学出版部）可食部100gあたりのビタミンC量をもとに独自に作成。飲料や香りづけに用いることの多い、すだち、ゆず、ライム、レモンは除外。

「糖質や脂質の代謝を助ける水溶性ビタミンのナイアシンやビタミンB群を多く含むため、新陳代謝を促進し、肌の健康に役立ちます。若返りビタミンといわれるビタミンEも豊富で、骨や歯、筋肉の発達を助けるんです。青魚に多い不飽和脂肪酸を含む唯一の果物でもあり、血管にも良い効果があります」（望月氏）

果物はビタミンCを摂れるほかにもう一つ、良さがある。果物に含まれる「糖類」が白米と比べてエネルギーに変換しやすいことだ。どっと疲れた時に食べると、〝老いが進みそうな疲弊した状態〟からの回復が早くなる。

旬のもののほうが栄養効果が高くなるため、岸村氏は「冬はりんごや温州みかん」を勧める。

「りんごにはアップルペクチンという水溶性の食物繊維が豊富で、有害物質を吸着する作用があります。もちろん抗酸化力の高いポリフェノールも多く、老化や肥満予防に効果的。一日のうちに何回かに分けてこまめに習慣的に摂ることと、空気に触れて色が茶色くなる前に食べることを心がけましょう」

温州みかんは〝肝臓の疲労〟に効果があることが、農林水産省所管の研究機関「農研機構」の研究でわかっている。

「その研究は、毎日1本の大瓶ビールを飲んでいても、一日に2～3個の温州みかんを食べていると、肝機能の指標であるγ-GTP値が正常値に保たれるというものです。これはみかんに含まれているオレンジ色の色素のもと、βクリプトキサンチン（抗酸化物質カロテノイドの一種）の効果です」（田中氏）

ちなみに、似たような色のビワも抗酸化物質のカロテンやβクリプトキサンチンが多く、老化を防止し、疲労を回復して視力を保つという。

トータルで考えると、春はいちご、夏はキウイ（外国産）、秋は柿、冬はみかんと旬の果物でビタミンCを補給するといい。

加えて、果物を食べる時間帯は圧倒的に「朝」がいい。朝の果物は金、昼から15時までは銀、15時から18時までは鉄、18時以降は鉛といわれている。

「夜に食べるとエネルギーに変換されやすい果物の糖質が消費できず、体内に脂肪として蓄えられる可能性がある」と田中氏が続ける。果物に含まれる果糖は、体の中で中性脂肪に変わりやすいのだ。

「また、果物には体を冷やす働きがあるため、夜より朝食べるほうがいい」

体を冷やして血流が悪くなれば、全身に栄養素が行き届かなくなり、血色などの〝見た目〟に影響する。

野菜もまた朝食と昼食に十分に摂りたい。

「老けないためには血糖値を安定させ、血管を若々しく保つことが必須。食後血糖値の急上昇を防ぐためにも、食べ始めは〝野菜から〟が基本。特に朝食や昼食で食物繊維を含む食品をしっかり摂れば、セカンドミール効果が期待できます」（岸村氏）

セカンドミール効果とは、トロント大学のデビッド・ジェンキンス博士が発表した概念で、最初に摂った食事（ファーストミール）が、次に摂った食事（セカンドミール）後の血糖値にも影響を及ぼすというもの。ファーストミールで野菜をしっかり取り入れれば次の食事でがっつりしたものを食べても、血糖値の急上昇が抑えられ、脂肪に変わりにくいのだ。

濃く色づいた美しい野菜や果物から、強力な〝老けない力〟とダイエット効果を得たい。

老けない野菜
ズボラレシピ

※レシピ作成　岸村康代（管理栄養士・野菜ソムリエ上級プロ）

人参のきんぴら風

人参はビタミンA含有量が野菜の中でトップクラスで、皮膚や粘膜の潤いを保つ。肌がカサカサしている人はビタミンA不足の可能性があるのでお勧めの一品。ビタミンAは脂溶性のため、油と一緒に調理したり、熱を加えると吸収率が高まる。ごまは小さな粒の中にビタミンや食物繊維、たんぱく質、鉄分などの老けない栄養素を多く含む。

材料

・人参……1本（100g 程度）
・醤油、砂糖、酒……各大さじ1弱
・ごま……適量
・ごま油……適量

作り方

❶人参をスライサーでカットする
❷①を耐熱容器に入れ、醤油、砂糖、酒をまわしかけ、混ぜる。電子レンジに2～3分（600W の場合）かける
❸器に盛り付け、ごま油をひとまわしし、ごまをふる

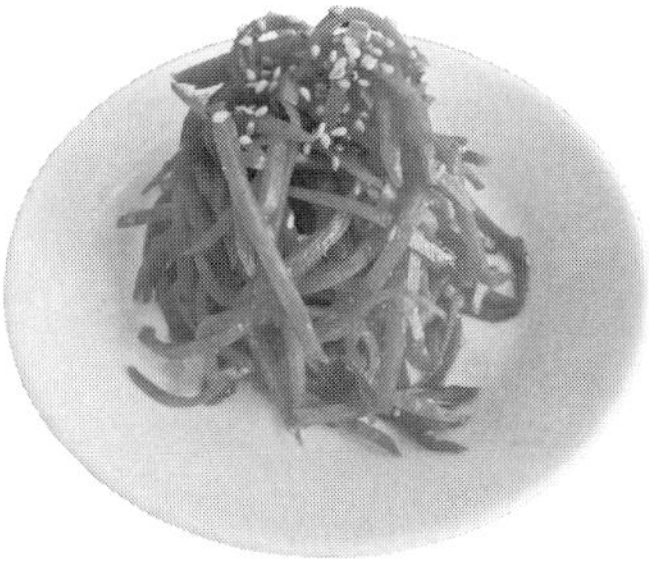

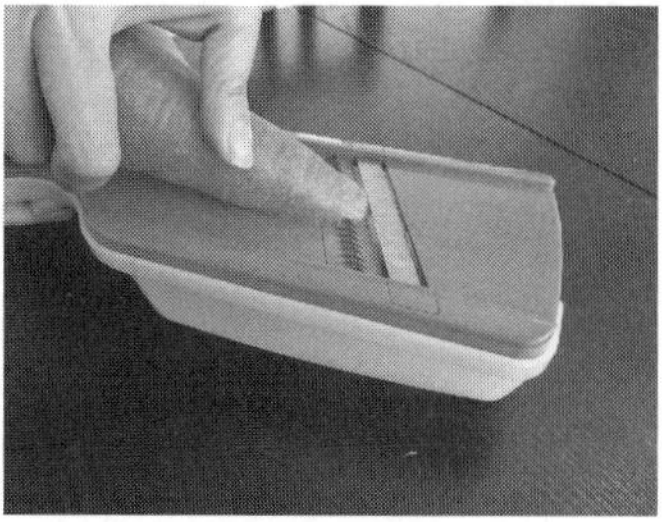

調理のポイント！

人参は包丁で細めにスライスしてもＯＫ。ごまは皮が硬いため栄養分が吸収されにくい。ひねりつぶしながらふろう

春菊のナムル

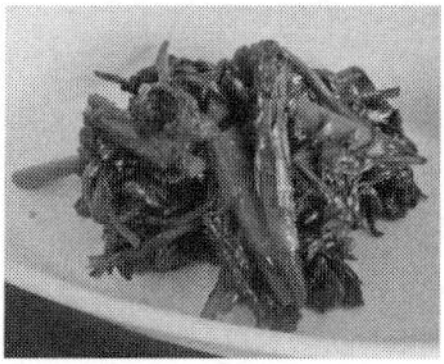

春菊は〝春〟と書くが、葉物としての旬は秋から冬。水溶性のビタミンB群やβカロテンが豊富で、元気な赤血球を作るのに不可欠。粘膜の新陳代謝にも貢献する。ただし、ゆでるとビタミンが水に流れ出てしまうため、電子レンジを活用しよう。

材料

・春菊……1袋（250g）
・塩……小さじ ¼ 弱
・ごま油……大さじ1
・醤油……小さじ ½
（好みで）

作り方

❶春菊を2〜3束ずつ握り、ハサミで根元を数センチ切り落とす。残りを一口大にカットして耐熱容器に入れ、塩をまわしかけ、電子レンジに2分（600W の場合）かける
❷水気を切る
❸醤油とごま油をまわしかけ、混ぜ合わせる

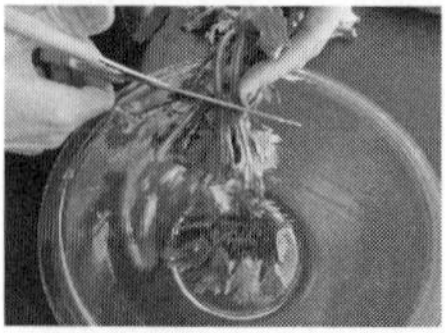

調理のポイント！

最後に海苔をちらしてもおいしくミネラルを補給できる。また、春菊やほうれん草などの葉物は、長く保存するほど栄養素が減っていく。なるべく調理する日に購入を

ブロッコリーのガーリックオイル

ブロッコリーは野菜の中でもビタミンCの含有量が多く、強力な抗糖化・抗酸化作用を持つ〝スーパー野菜〟だ。茎も栄養素が豊富なので一緒に摂りたい。独特の匂いのもとであるアリシンとビタミン B_1 を含むニンニクは、パワーの源に。二つの組み合わせで、細胞の老化を防ぐ。

材料

・ブロッコリー……好みの分量
（レシピは 200g）
・塩……小さじ ½
・ニンニク……1片
・オリーブオイル……大さじ1

調理のポイント！

ニンニクが焦げやすいので弱火で。茎の部分は小房より熱が通りにくいので、硬さが気になるなら薄めに切るといい

作り方

❶ニンニクはみじん切り。ブロッコリーはキッチンバサミで小房に分ける。茎の部分はスライサーか包丁で切る
❷ブロッコリーを耐熱容器に入れて塩をふり、電子レンジに2分（600W の場合）かける
❸フライパンにニンニクとオリーブオイルを入れてから、火をつける
❹ニンニクの香りがたったら、ブロッコリーをさっと炒める。オイルがからめばOK

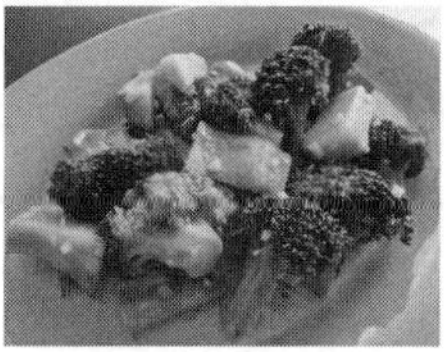

納豆の老けない力

もし毎日コツコツ食べたほうがいいものを一品だけ挙げるとするなら？

それは納豆だ。どの専門家も「一押し食品」と断言する。原材料の大豆は五大栄養素（タンパク質、炭水化物、脂質、ビタミン、ミネラル）のすべてを備え、体内で生成されない9種類の必須アミノ酸も含む。さらに食物繊維が豊富で、発酵食品でもあるから腸内環境を整える。

納豆を食べる習慣がある人は脳卒中の死亡リスクやがん発症リスクが低下するという報告がある。健康食品というイメージが強いが、実はアンチエイジングにも十分役立つのだ。納豆の「老けない作用」を解説しつつ、「意外な落とし穴」についても紹介しよう。

老けない作用❶　AGE（糖化）の予防

本書全編を通して、老化を促進する悪玉物質「ＡＧＥ」の危険性についてたびたび指摘している。ＡＧＥは、タンパク質と糖がくっついて劣化する現象（糖化）が進むことで発生する。高温加熱調理によって食品中でも発生するし、体内で血糖値が急上昇して糖化が進むことでも発生して蓄積される。そうしてＡＧＥがたまると、シミやシワなどが増えて老け顔になったり、動脈硬化が起きたり、骨がもろくなったり、変形性関節症を発症したりするなどさまざまな機能障害が起きる。

納豆にはこのＡＧＥ蓄積を防ぐ成分が含まれているのだ。管理栄養士の望月理恵子氏がこう説明する。

「大豆に含まれる大豆イソフラボン、食物繊維、ビタミンB_1、大豆レシチン（脂質の一つ）は、いずれも糖化を防ぐ働きがあります。抗糖化作用に加えてポリフェノールの一種である大豆イソフラボンや大豆レシチンは、高い抗酸化作用があります」

納豆に含まれる食物繊維も糖質の吸収を抑え、血糖値急上昇を抑える面から糖化を防ぐ。食物繊維が豊富な食品というだけなら、ゴボウや押し麦など他にもいろいろあるが、納豆の場合、それ以外の栄養素が充実しているのが特徴だ。

老けない作用❷ 脳を若く保つ

納豆に含まれるコリンと大豆レシチンには、細胞や脳を若く保つ働きがある。自身も納豆を毎日食するという日本ポリフェノール学会理事長の板倉弘重医師（東京アスボクリニック名誉理事長）が大規模研究の結果を示しつつ、教えてくれた。

「2019年に発表された研究で、コリンの摂取量が多いほど、記憶機能のパフォーマンスが高まることが報告されています。コリンが最も多く含まれるのは卵で、次に大豆、そして鮭、納豆の順に多く含まれます。また、コリンに脂肪酸が結合するとレシチンという成分になるのです。レシチンには大豆レシチンと卵黄レシチンの2種類があり、納豆には大豆レシチンが含まれています。レシチンを十分に摂ると、集中力、記憶力、思考力が向上することがわかっています」

老けない作用❸　ダイエットに効果的

納豆が腸内環境に良いというのはご存知の人も多いかもしれない。だがそれは単に腸の調子を整えるということではない。健康的なダイエットにも効果的なのだ。

ゴボウに含まれる食物繊維が100gあたり5・7gなのに対し、納豆（糸引き納豆）には6・7gが含まれる。

大人のダイエット研究所代表理事で管理栄養士の岸村康代氏によると「水溶性と不溶性の食物繊維両方が豊富に含まれていることが珍しい」のだという。

「腸の前半、中盤、後半で、発酵して腸内環境に影響を及ぼす食物繊維が違います。納豆には大豆オリゴ糖という水溶性食物繊維と、大豆の皮の部分に不溶性食物繊維が多く含まれ、水溶性食物繊維はコレステロールの排出を助けたり、血糖値の上昇を抑えたり、腸の前半で発酵しやすいとされています。そして不溶性食物繊維は、腸の蠕動《ぜんどう》運動を助けたり便の水分を保って排便を助ける効果が期待できます」

腸内で有用菌（いわゆる善玉菌）が食物繊維を食べると、短鎖脂肪酸を生み出し、肥満を防ぐ作用がある。

「本来は腸のどの場所でも短鎖脂肪酸をつくり出せるのが理想です。不溶性・水溶性の両方の食物繊維を含む納豆は、腸をはじめ体全体に良い働きが期待でき、ダイエットをはじめさまざまな健康美容効果があるでしょう」（岸村氏）

前述した大豆レシチンも肥満防止に働く。

「大豆レシチンは脂質代謝を改善したり、小腸でのコレステロール吸収を抑えます。また大豆イソフラボンも悪玉コレステロール低下作用があり、相乗効果で肥満改善が期待

できるでしょう」（望月氏）
　そして低カロリーであるのに、タンパク質も十分に摂れるという点でもダイエット向き。
「納豆は１００ｇあたり１９０ｋｃａｌで、タンパク質は14・５ｇ含まれています。同量の豚バラ肉ですとタンパク質が12・８ｇで、カロリーは３６６ｋｃａｌも。その上、納豆の脂質は豚バラ肉の３分の１以下で、タンパク質を代謝してくれるビタミンB_6、脂質を代謝するビタミンB_2もしっかり摂れます」（岸村氏）
　ちなみに納豆には「若返りのビタミン」として有名なビタミンＥも含まれ、肌や血管の老化を防ぐ。
　さて健康効果としては、納豆による「骨の健康維持」と「血液サラサラ」がよく知られている。
　管理栄養士の堀知佐子氏（老舗料亭「菊乃井」常務取締役）がこう話す。
「納豆には骨を丈夫にするカルシウムだけでなく、カルシウムが骨に沈着するのを助けるビタミンＫも含まれます。ビタミンＫには緑野菜に含まれるK_1と、納豆に含まれる

K_2がありますが、骨に役立つのは圧倒的にK_2。これは納豆に豊富に含まれます」

血液サラサラの正体は、ナットウキナーゼという酵素。納豆は蒸された大豆が納豆菌によって発酵することでできるが、この発酵過程で生成されるのがナットウキナーゼで、血中にできた血栓に働きかけ溶解する作用、血栓をできにくくする成分を増やす作用、降圧効果ももつ。こういったナットウキナーゼの効果を求めるなら、夕食に摂るのがお勧めだ。明け方は体内の水分が少なくなるので血栓ができやすく、心筋梗塞や脳卒中の発症率が高いため予防になるだろう。

「ナットウキナーゼの効果は8時間程度持続することが複数の研究からわかっていますので明け方まで作用します。また納豆にはアルギニンというアミノ酸が多く含まれます。これは成長ホルモンの分泌を促進してくれるため、夕食に納豆を食べれば成長ホルモンの分泌によって細胞の修復がスムーズに進むなど、アンチエイジング的な働きも期待できます」（望月氏）

もちろん朝食に食べるのがＮＧなわけではない。特に冷え性の人が朝に納豆を食べると、良質なタンパク質の力によって体温上昇がスムーズに進むというメリットがある。

ここまで納豆の良さを挙げてきたが、気をつけたいのが醤油や添付のタレを納豆にかけること。醤油をかけすぎれば塩分過多になり、タレには糖分や塩分、果糖ブドウ糖液糖などの添加物が含まれる商品が大半だ。せっかく糖化を防止する成分が納豆に含まれ、美容健康に優れているのだから、そこで「糖分」「塩分」をタレによって追加するのはもったいない。タレではなく「良質な脂質」をかけよう。若返りビタミンといわれるビタミンEが納豆には豊富と記したが、脂溶性のため油と一緒に摂ることで吸収率が良くなるのだ。

例えば「亜麻仁油、エゴマ油を数滴垂らす、ツナを混ぜる」などを望月氏は提案する。

「私は納豆にキムチをトッピングします。納豆に由来する納豆菌と、キムチの乳酸菌のダブル効果で腸内環境に有益となります」

堀氏は「しらす」を混ぜ、その塩分でおいしくいただくことが多いという。

「しらす干しを調味料がわりに使うことが多く、納豆にもかけますね。そこに生の卵白を入れ、レンジで白身がかたまるまで数十秒チンするとてもおいしい。しらす干しにはカルシウムの吸収を促すビタミンDが含まれますから、骨づくりに役立ちます」

どうしてもタレをかけたい時には、納豆をよくかき混ぜてからに。

「混ぜる前にタレや醤油を入れてしまうと粘りが弱くなるので、納豆に含まれるアミノ酸のうま味を感じにくくなるかもしれません。反対にタレを入れずにかき混ぜると、ネバネバふっくらして体積が広がり、舌とうまみ成分がふれあう部分が増え、おいしく感じやすくなります」(望月氏)

市販の納豆は1パックあたり6g程度のタレがついているが、そのすべてをかけるのではなく、よく混ぜた上で〝半量だけかける〟意識をもちたい。できれば前述したようなトッピングのみでタレは限りなくゼロにできるといい。

また血液サラサラのナットウキナーゼは、納豆中では40〜50度くらいで安定しやすく、70度以上で加熱すると成分が失活してしまう。

「ですから納豆チャーハンや納豆スパゲッティなどの料理に使う際、火にかけた状態で納豆を入れてしまうとナットウキナーゼの良さが引き出せないので注意してください。また、普通にごはんにかける時にも、冷蔵庫から出して20分くらい常温に置いたほうがナットウキナーゼが活性化するでしょう」(望月氏)

納豆は食の専門家なら誰もが健康美容メリットを挙げるほど、最強の老けない一品だ。

老けない納豆
おすすめレシピ

※レシピ作成　小山浩子（管理栄養士・料理家）

タレがなくても食べられる!
納豆ミルクツナ丼

ほぼパーフェクトな食材である納豆（植物性タンパク質）に、牛乳とツナという動物性タンパク質を加えることでますます栄養価アップ！　納豆に含まれるビタミンKは牛乳のカルシウム吸収を助ける役割も。さらにトマトとネギに含まれる老けない栄養素のリコピン、ビタミンAの吸収率も高まる。

材料（1人分）

・納豆……1パック
・牛乳……大さじ1
・ツナ缶（オイル漬け）……½缶（35g）
・プチトマト……適量
・細ネギ……適量
・ごはん……茶碗1杯分

作り方

❶納豆を練り、牛乳を混ぜて白っぽく泡立つまで練る。ツナ缶を汁ごと入れる
❷器にごはんを盛り、①をかけてトマトとネギを散らす

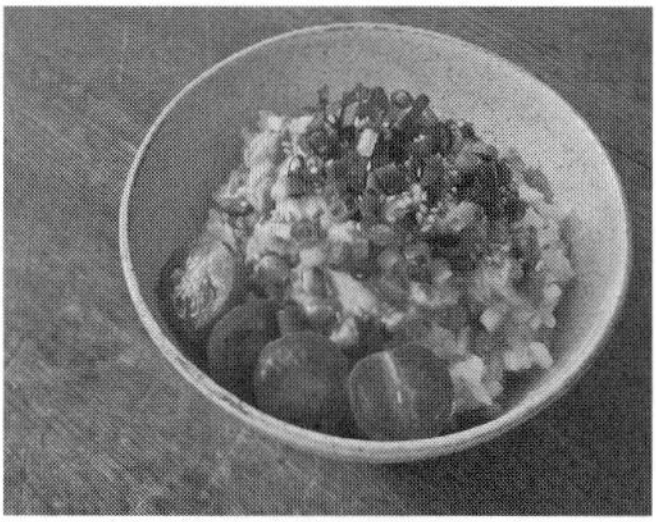

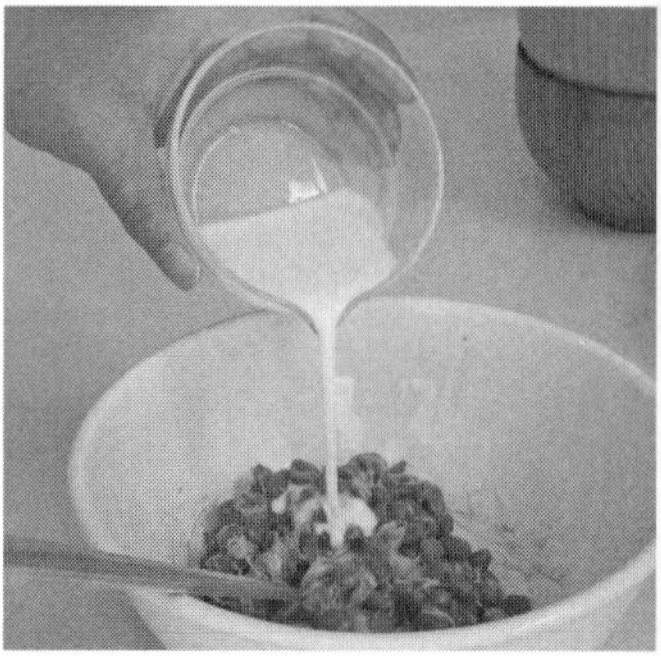

調理のポイント!

牛乳は納豆を練りながら少量ずつ入れると、よくなじむ
→牛乳の老けない作用や選び方が気になる人は、次章「老けない最強の乳製品」へ！

第五章　老けない最強の乳製品

前章で納豆を完全食と述べたが、乳製品のひとつ「ヨーグルト」も同様にほぼパーフェクトな一品だ。その理由をひとことで言うなら「腸内環境を整えるから」である。

かつて「腸活」がブームになり、腸を大事にしたほうがいいという印象はあっても、多くの人は単に〝おなかの調子を整える〟程度にしか受け止めていないのではないだろうか。腸には独自の神経ネットワークがあることから「第二の脳」と呼ばれ、他の臓器とは全く異なる特徴がある。老けない要素はもちろん、健康面にも大きな役割を果たしているのだ。

年齢を重ねるほど良い菌を摂取したい

腸内環境に詳しい第一会最高顧問の後藤利夫医師がこう説明する。

「私たちの体のあらゆる器官は、基本的に脳や脊髄といった中枢神経からの指令で動いています。腸も自律神経の影響を受けていて脳にコントロールされていますが、腸にはそれ以外に『腸神経系』という独自の神経ネットワークがあるのです。つまり腸は、脳からの指令がなくても、自分の判断で動くことができるのです。腸には私たちの体を守る免疫機能が集中しているので、腸が不健康だと免疫力が下がり、感染症をはじめさまざまな病気にかかりやすくなります」

反対にここが元気であれば風邪やインフルエンザをはじめとした感染症にかかりにくくなる、ストレスに強くなるなどのほか、脂肪の蓄積を抑えて肥満防止になる、血管年齢が若返るなど良いことがたくさんあるという。

この腸をコントロールしているのが、そこに棲む微生物、すなわち「腸内細菌」だ。腸内細菌は腸の中にびっしりと、まるで草原に多数の花が咲くように存在していることから腸内フローラ（腸内細菌のお花畑）と呼ばれている。

それではどういった腸内環境ならいいのかが気になるが、残念なことに誰もが世界にたった一つの腸内フローラを持つため手本はない。

「人は母親の胎内にいる時は無菌の状態です。そして産道を通って生まれてくる時にはじめて細菌と出会います。生まれてからは口から入ってくるものからどんどん細菌を体内に取り込みます。母親も、育つ環境も一人一人違いますから、腸内フローラも同じ人はいないのです。親子、兄弟間でも異なります」（後藤医師）

またそこに棲む腸内細菌もさまざまだ。

「腸内細菌のなかには糖分や食物繊維を食べて発酵させ、腸内を弱酸性にして体に有害物質を作らせない有用菌がいます。このほとんどが乳酸菌（ビフィズス菌も含む）です。一方でタンパク質や脂肪を食べて腐敗させ、毒性物質をつくる腸内細菌もいます」

いわゆる善玉菌、悪玉菌ということになるが、近年は善玉菌であっても体に有益な働きをしなかったり、悪玉菌でも体に有害とはいえない菌もいることがわかってきたから、本書では善玉菌、悪玉菌という言葉を使用していない。

腸内の菌たちの居住スペースには限りがあるため、腸内に棲みつく細菌たちはそれぞれの領地を広げようと常に小競り合いを続けている。そのため腸内環境は日々変化する。現在の状態を知るには、便を見ることだ。体に良い働きをする菌が活発に働くような腸内環境であれば「黄褐色でバナナ状」の便が出る。

ここで確認しておきたいことは、腸内細菌は宿主（人）が食べたものの〝残骸〟を餌として生きているということだ。日本人の腸内には、海苔やワカメなどの海藻類に含まれる糖類を分解することができる腸内細菌が高い頻度で見つかっているが、これは古来からの日本の食文化と関係している可能性が高いだろう。逆に欧米人はこの海藻類を消化しにくい。ほかにも例えば、肉ばかり食べている人はそれをエネルギー源にする腸内細菌ばかりが増え、その菌が生み出す〝毒素〟で腸内環境を悪化させてしまうこともある。

腸内細菌のバランスが大切なのだが、後藤医師によると「年とともに有用菌が減少しやすくなります。50歳を超えると乳幼児期の100分の1といわれている」とのこと。だから年齢を重ねるほど食品などから良い菌を摂取することが重要なのだ。最近はサプリメントや飲料といった形でも乳酸菌（有用菌）が商品化されているが、お勧めはヨーグルトやチーズなどの乳製品や、味噌や醬油、ぬか漬けなどの発酵食品を摂ること。

発酵食品を食べると、発酵食品中に存在する乳酸菌（ヨーグルトやチーズなどに動物由来の乳酸菌が、味噌や醬油、漬物などに植物由来の乳酸菌が含まれている）、その菌によってつくられた代謝物質、もともとの栄養成分と、三つの良いものを摂取できる。中でもヨーグルトは、「機能別」に選べるところがメリット。

「高血糖を改善したいなら、血糖値上昇を抑える効果の高い乳酸菌を摂ったほうがいいですし、アレルギー症状を和らげたいなら免疫細胞によく効く乳酸菌を摂ったほうが効率よく体質改善につなげられます。また、整腸作用や美肌効果を得たいなら大腸に棲んでいるビフィズス菌を摂取したほうがいいですね」（後藤医師）

ヨーグルトは糖化を抑制する

ヨーグルトで乳酸菌を摂取する場合、菌のタイプは大きく二つに分かれる。一つは胃や小腸で働くことで免疫力などを高めるタイプ、もう一方は大腸で働き腸内環境を整えるタイプだ。基本的には各メーカーがうたっている機能表示を信頼して良い。

腸内細菌の種類は「門↓属↓種（菌）↓株」に分類され、その株がヨーグルトのパッケージに記されていることが多い。例えば『明治ブルガリアヨーグルトＬＢ81』は、ＬＢが乳酸菌、81が「ブルガリア菌２０３８株」と「サーモフィラス菌１１３１株」の末尾番号を組み合わせたものだ。株名からインターネットで検索すると、実験で確認した株の効果が調べられる。

主な菌株と期待できる効果を表にしてみた（次ページ）。

「各メーカーはいろいろテストしながら、一番得意な分野の菌株を打ち出しています。ただ『ピロリ菌を減らす』とうたっている商品でも、それしか効果がないわけではありません」と後藤医師が解説する。

期待できる効果、主な菌株と商品例

便通改善、肌荒れ改善

LB81 乳酸菌／明治ブルガリアヨーグルト（明治）
ビフィズス菌 BB536／ビヒダスプレーンヨーグルト（森永乳業）
ビフィズス菌 BY 株／ミルミル（ヤクルト）

血糖値の上昇抑制

クレモリス菌 FC 株／カスピ海ヨーグルト（フジッコ）

内臓脂肪を減らす

ガセリ菌 SP 株／ナチュレ恵（雪印メグミルク）
LGG 乳酸菌／おなかへ GG!（タカナシ乳業）
MI-2 乳酸菌／明治脂肪対策ヨーグルト（明治）

免疫力強化

ガセリ菌 SP 株／ナチュレ恵（雪印メグミルク）
OLL1073R-1 乳酸菌／明治プロビオヨーグルト R-1（明治）
乳酸菌シロタ株／ヤクルト（ヤクルト）

記憶力を維持する

ビフィズス菌 MCC1274／メモリービフィズス記憶対策ヨーグルト（森永乳業）

睡眠の質

L. カゼイ YIT9029／Y1000（ヤクルト）
ガセリ菌 CP2305／届く強さの乳酸菌 W（アサヒ飲料）

乳酸菌などの良い菌は「プロバイオティクス」（人体によい影響を与える微生物）といわれる。そのプロバイオティクスには、腸内環境改善、発がんリスク低減、免疫調節（インフルエンザ感染予防、花粉症軽減効果）などの報告が多数ある。どのヨーグルトを食べても、その基本的な効果が多少は期待できるということだ。ただし大半は、2週間程度食した試験に基づいて商品化しているので、最低でも2週間は継続しないとその効果は判定できない。

　そして食前か、食後の摂取かを考えた時、アンチエイジングの作用を期待するなら、「食前」にヨーグルトを食べるほうが断然いい。ヨーグルトにはＡＧＥ発生を防ぐ作用があるからだ。

　おさらいになるが、本書冒頭から老化を促進する悪玉物質「ＡＧＥ」の危険性を再三指摘してきた。ＡＧＥは「タンパク質と糖」が結びつき、劣化（糖化）する現象で発生する。食品では〝きつね色〟が糖化の証。カステラの茶色の部分、格子状のワッフルの焼き目、どら焼きや今川焼きの皮など、おいしいところにはＡＧＥが多く含まれている。そういったＡＧＥを含んだ食品を多量に摂取することでも体に悪影響をおよぼすが、食品だけでなく体内でも血糖値が急上昇すればＡＧＥが発生すると述べてきた。

長年糖化と食品の関係について研究を続けてきた同志社大学生命医科学部糖化ストレス研究センター客員教授の八木雅之氏も、こう説明する。

「老化の原因は食後に血糖値が高い状態が生まれることで、タンパク質と糖が結びつく糖化が起きやすくなり、そのとき老化の原因物質（ＡＧＥ）が生まれてくることにあります。紫外線を浴びたり、過度な飲酒や脂質摂取、喫煙習慣も、この糖化を加速させる。糖化するとその部分の組織が茶色くなって硬くなり、変性して体内は老いていく。肌のくすみやハリ、弾力低下などの要因にもなります」

そこでＡＧＥを発生させないためには、こんがり色の食品を避ける、血糖値が急上昇しないような食べ方をするなどが効果的だ。食物繊維が含まれる野菜から食べるなど、要は「糖質がすぐさま腸に吸収されること」を防げばいい。

ここで活躍するのがヨーグルトなのだ。

「私たちはストレートに糖化を抑制する食品を探しました。数多くの食品を調べ、ヨーグルトにその作用があることがわかったのです」（八木氏）

八木氏は、ヨーグルトが血糖値の上昇を抑え、抗糖化作用をもつことを突き止めた。

「野菜類や果物に含まれるフラボノイドというポリフェノールの一種には強力な抗炎症作

用があり、糖化を抑える働きがあります。それはもともとよく知られていたことでもありますが、私たちも改めて確かめました。続いて我々の研究では、ポリフェノールがあるはずのないヨーグルトにも糖化を抑える反応があるということがわかりました。ヨーグルトを食事に取り入れることで血糖値が上がりにくくなるのです」

ホエイ（上ずみ液）も混ぜて食べよう

八木氏らが▽米飯のみ▽野菜サラダ→米▽ヨーグルト→米という3パターンで食後血糖値を比較したところ、「ヨーグルトと米」の組み合わせは「野菜サラダから先に食べる」食事法と同等以上に、食後の血糖値を下げることがわかった（次ページ図C）。食事は、「野菜から」だけではなく「ヨーグルトファースト」でもいいということだ。

なぜヨーグルトに血糖値を下げる作用があるのか。

「ヨーグルトは、牛乳などのミルクに乳酸菌や酵母などを添加して発酵させた食品です。乳酸菌は乳糖を分解して〝乳酸〟という物質を作りますが、これには胃酸分泌ホルモン（ガストリン）を抑える作用があります。そのため食べたものを胃から送り出すスピードが落

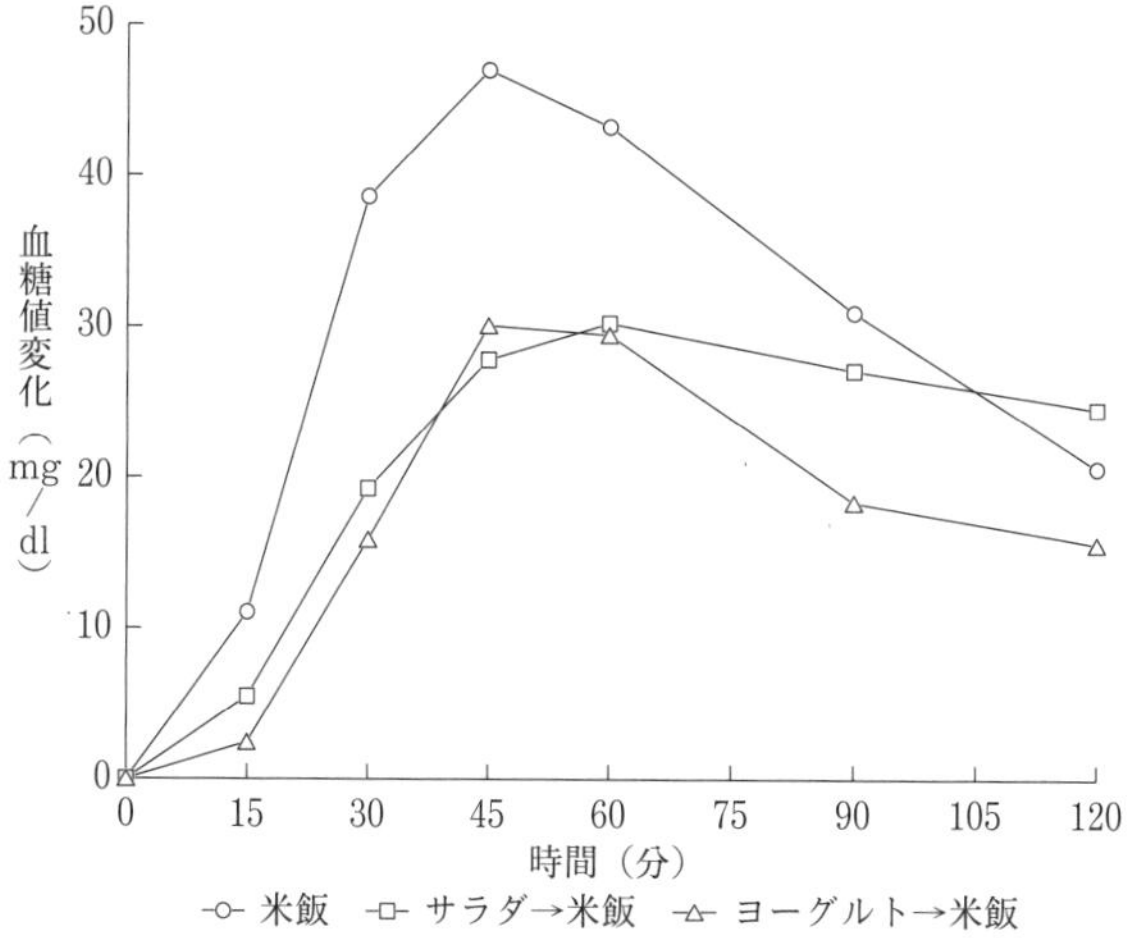

図Ｃ　プレーンヨーグルトまたは野菜サラダを米飯よりも先に摂取した後の食後血糖値変化

出典：「ヨーグルトと米飯の摂取が食後血糖値に及ぼす影響」M. Yagi, Y. Kishimura, F. Okuda et al. Glycative Stress Research 2018; 5（1): 68–74.

ち、結果的にゆっくりと小腸に移動するので糖の吸収がゆるやかになり、血糖値の急上昇を防ぐのです。また、もう一つ理由が考えられ、ヨーグルトの上ずみ液（ホエイ）中に含まれる成分に、消化管ホルモンのインクレチンに働きかける作用があります。インクレチンはインスリンの分泌を促進するので、血糖値が下がるのです」（八木氏）

　ホエイには、糖化を抑制する作用があることもわかった。固まっている部分（カード）と同じくらいの栄養素もあるため、上ずみ液は捨てずに混ぜてから食べよう。ちなみに昔から人気のある「ヨーグルトパック」も、実際に肌に良い効果があることを八木氏の研究室が証明している。

「ヨーグルトホエイは美白や保湿、肌荒れ防止効果などをもつとされ、民間療法として肌に塗布して用いられてきました。今回皮膚モデルを用いた実験ではホエイは糖化による皮膚の硬化を抑制する作用があることがわかりました」（同）

液があまった時は顔にパックをしてもいいかもしれない。

さて「老けないヨーグルトベスト５」は、市販のプレーンヨーグルトのＡＧＥ生成抑制率を比較したものだ。商品名を挙げているがこれ以外の商品に効果がないわけではない。八木氏も「研究に使用した19種類すべてのヨーグルトに糖化反応抑制作用がありました」と述べている。菌株がもつ「機能」と合わせてお気に入りの商品を見つけたい。

ところで日本人には牛乳、ヨーグルト、チーズなど動物由来の乳製品が合わないと聞いたことがある方は多いだろう。実際におなかがゴロゴロしてしまう人がいるかもしれない。乳製品に含まれる「乳糖」が分解できないために起きる症状で、「乳糖不耐症」と呼ばれるが、改善策はあるのだろうか。管理栄養士の望月理恵子氏に聞いた。

「乳幼児期には乳糖を分解するラクターゼという酵素の活性が強いのですが、年とともに

老けないヨーグルト
ベスト5

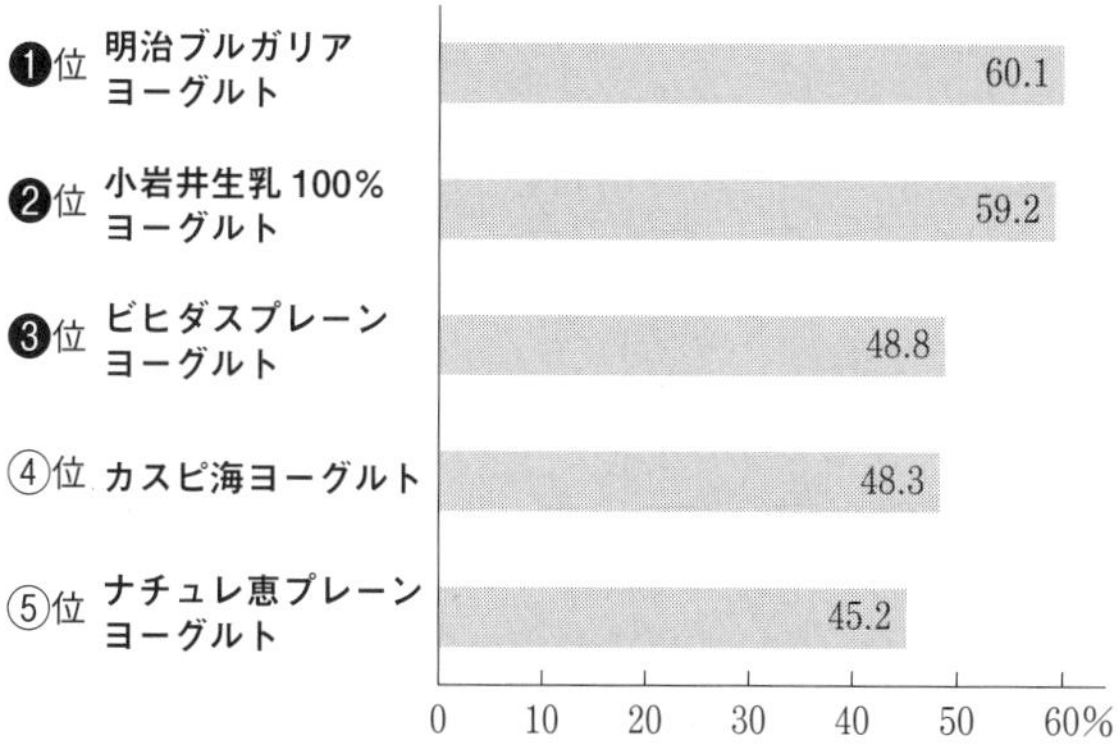

※市販の大手メーカープレーンヨーグルトのAGE生成抑制率を比較
※八木雅之氏の研究をもとに作成。市販のプレーンヨーグルトのホエイを同一濃度（5mg/ml）に揃えてヒト血清アルブミンに対する抗糖化作用を調べた結果、45.2～60.1％のAGE生成抑制作用があった

この酵素が減ってしまうので、乳製品を摂ると下痢などの不調に陥りやすくなります。ですがヨーグルトであれば、そこに含まれる乳酸菌が乳糖の20～40％をあらかじめ分解してくれるため、腸への負担が少なく、乳糖不耐症の人であっても腹部不調を起こしにくいと思います」

さらにヨーグルトは「完全食」であるともいう。

「タンパク質、ビタミンA、B、K、カルシウムなど、さまざまな栄養素が含まれています。足りないのは食物繊維とビタミンCぐらいですが、これもキウイやバナナなどの果物を加えることで補えます。良い働きをする菌を増殖させ、元気にさせる成分をプレバイオティクスといい、その代表がオリゴ糖と食物繊維。キウイもバナナもオリゴ糖と食物繊維を共に含むので、プレーンヨーグルトにどちらかをプラスすればパーフェクトな一品になります」

つまりキウイヨーグルトかバナナヨーグルトであれば、全て一緒に摂れて最強の食品なのだ。一日１００～１５０ｇを目安に、タイミングを意識して摂取してほしい。

ヨーグルトと同様に発酵食品のチーズはどうだろうか。「認知症発症に関係する食習慣」を調査したこともある須貝佑一医師（あしかりクリニック副院長）によると、「脳の若返りに効く」のだという。

「牛乳や乳製品に認知症を予防したり、老化に伴う脳の認知機能低下をゆるやかにする効果があることが多くの研究から証明されてきました。牛乳、ヨーグルト、チーズの乳製品はどれも脳の機能を衰えさせない効果がありますが、最強はチーズです。乳脂肪に多く含まれるオレイン酸が発酵の過程でオレイン酸アミドという物質に変わり、それが抗酸化作用を発揮するとともに、脳内の老廃物を除去してくれるミクログリアを活性化するのではないかと考えられています。種類はナチュラルチーズがいいでしょう」

チーズには乳を乳酸菌などの働きで固めて水分を減らしたナチュラルチーズと、ナチュラルチーズを加熱して再び成形したプロセスチーズがある。ナチュラルチーズは乳酸菌が生きているため、発酵が止まったプロセスチーズにはない、腸内環境を整える作用がある。認知症の一つ、レビー小体型認知症が起きる原因はα-シヌクレインというタンパク質であるが、これが最初に蓄積するのが腸管であるという。腸をきれいにしておくことは、脳の老化防止に非常に重要なのだ。

　ナチュラルチーズはカマンベールチーズをはじめ、世界で約１０００種類あるといわれる。選ぶポイントとして、前出の望月氏はチーズに含まれる「チラミン」に注目する。

「発酵食品の中には、発酵に関わる微生物によって産生されたアミンという物質が比較的多く含まれています。アミンの中のチラミンは体内に蓄積されると、血圧を上昇させ、頭痛や吐き気を誘発する毒性があります。チーズを選ぶなら血管に負担をかけるチラミンが少ないものがいいでしょう」

　そこで１３９ページの「老けないチーズベスト５」では、チラミンの少ないものから順位付けをした。１位のパルメザンはチラミンが最も少ない上に、タンパク質とカルシウムがダントツで高い。

2位のモッツアレラのメリットは、塩分の少なさと熟成をさせないフレッシュさ。日本臨床栄養協会評議員で管理栄養士の遠藤恵子氏が抗酸化レシピを紹介してくれた。

「トマトとモッツアレラをそれぞれ薄く切って、オリーブオイルをかけるんです。夕食に糖質量が多いものを食べると消費されずに太りやすいですが、この一品は糖質が少ない上に抗酸化作用が高く、夜こそ食べたい老けない一品です。トーストにもバターやマーガリンをぬるより、ナチュラルチーズで作られたシュレッドチーズやピザ用チーズをかけるほうが、タンパク質の補給になり、筋肉維持に役立つと思います」

またランキング外ではあるが、カッテージチーズの利用もお勧めという。

「低脂肪低カロリーですがタンパク質が他のものと同程度含まれているので、カロリーが気になる人にはいいでしょう。サラダにかければ彩りやタンパク質の追加になりますし、裏ごしタイプならパンに塗ることもできます」

ただしチーズは全般的に塩分が高いため、過剰に摂取しないように気をつけよう。

品質に関わる牛の〝健康診断〟

　本章の最後では「牛乳」を取り上げたい。乳製品の中でヨーグルトは、腸内環境を整える「乳酸菌」が含まれるのがメリットだが、牛乳の良さというと「飲みやすさ」が挙げられる。それに伴い、多くのカルシウムを摂取しやすいのだ。ヨーグルトは１カップ１００g程度で、およそ１２０㎎のカルシウムを含むが、牛乳の場合、コップ１杯（２００㎖）で、約２３０㎎が取れる。

「牛乳はコストが低く、栄養密度が高い食品です」

　と、料理家で管理栄養士の小山浩子氏も言う。

「密度というのは１００ｋｃａｌベースで、そこからとれる栄養素という意味合いです。

老けないチーズ
ベスト5

❶位　**パルメザン**　147μg

❷位　**モッツアレラ**　205μg

❸位　**エダム**　310μg

④位　**コルビー**　330μg

⑤位　**ゴーダ**　345μg

※⑥位・ブルー 564μg、⑦位・チェダー 750μg
※1gあたりのチラミン含有量の平均値
※「発酵食品に含まれるアミン類」（東京健康安全研究センター年報55,2004）の測定結果をもとに独自に作成

例えば油ならほとんどエネルギー（脂質）しかありませんが、牛乳の場合はさまざまな栄養素が含まれます」

　牛乳にはよく知られるカルシウムだけでなく、必須アミノ酸のバランスがいいタンパク質、ビタミンＡ、ビタミンＢ群、ビタミンＤ、ビタミンＥなども含まれる。

　日本臨床栄養協会理事の大和田潔医師（あきはばら駅クリニック院長）は「牛乳は生活習慣病の予防にもなる」と説明する。

「乳タンパクがインスリン分泌を促すＧＬＰ－１の産生を高めるなど、血糖値と血圧に対して良い働きがあります。血管を含め、体を老けさせにくい食品といえますね」

　また尿酸値を下げる効果もあるという。

　尿酸とは、体の新陳代謝の過程で出る老廃物にあたるもの。何らかの原因で排泄が滞り、体内に尿酸が増える（高尿酸血症）状態は、体を老いに向かわせてしまう。

「牛乳はこの尿酸の排出を促す作用があるのです」と大和田医師。

　食事が炭水化物中心であったり、夜食が必要な人は一部分を牛乳に置き換えることで、必要な栄養素を補給しつつ、糖尿病をはじめとした生活習慣病になりにくい体になるだろう。

脳の機能を維持する役割もある。「牛乳を毎日飲む」と、「認知症の発症率が低下する」という国内の報告が多数あるのだ。

代表的なものは、福岡県久山町に住む認知症でない住民（60歳以上）を対象に、1988年から17年間追跡した久山町研究。牛乳・乳製品の摂取量で住民を四つのグループに分けて比較したところ、アルツハイマー型認知症の発症率は「牛乳や乳製品の摂取量が増加するほど低下する」という結果になった。だが、これは「飲めば飲むほど認知症の予防効果が高まる」と示されたわけではない。

海外では牛乳に関して膨大な論文があり、乳製品の過度の摂取はがんを発症するリスクを上げるという見方が強い（国内では「牛乳摂取とがん発症リスク」との関係に対して「データ不十分」の扱い）。また毎日何杯も飲めば、脂質の取りすぎにもなってしまうため、大量摂取はお勧めしない。一日にコップ1～2杯程度にとどめるのがいいだろう。

さて一口に牛乳といっても、市販されているものは大きく6種類――牛乳、成分調整牛乳、低脂肪牛乳、無脂肪牛乳、加工乳、乳飲料――に分けられる。商品パッケージに記載される「種類別名称」で「牛乳」と記載されている商品が、生の乳（生乳）を加熱殺菌しただけのもので成分無調整。小山氏はこの搾ったままの「牛乳」を勧める。

牛乳の分類

牛乳	成分無調整。水などを加えることは法令で一切禁じられている
成分調整牛乳	生乳から水分、乳脂肪分、ミネラルなどの一部を除去し、成分を調整したもの
低脂肪牛乳	生乳から乳脂肪分の一部を除去し、低脂肪（0.5% 以上 1.5% 以下）にしたもの
無脂肪牛乳	生乳から乳脂肪分を除去し、無脂肪（0.5% 未満）にしたもの
加工乳	生乳にクリーム、バター、脱脂粉乳などを加えたもの
乳飲料	生乳や乳製品を主原料にビタミン・ミネラルなどの栄養分やコーヒー、果汁などを加えたもの

「米なら精製されていない玄米、果物なら丸ごと食べるのがいいように、牛乳も成分無調整がいいと思います。牛乳をホールフードと捉えてください」

それに対し、生乳から水分、脂肪分などを除去して成分を調整したものを「成分調整牛乳」という。そのうち乳脂肪分を除去したものは、その除去割合により「低脂肪牛乳」「無脂肪牛乳」と表示される。脂肪が気になってこれらを選んでいる人も多いのではないだろうか。

「乳脂肪を除去するということは、若さや健康維持に必須の脂溶性ビタミンも少なくなってしまいます。乳脂肪には皮膚や粘膜の健康を保つビタミンA、抗酸化作用があって若返りビタミンと呼ばれるビタミンEが含まれるんですよ。できるだけ

人の手を加えない生乳を選ぶことで、これらの栄養素がしっかり摂れます」（小山氏）

国内の牛乳の9割以上はホルスタイン種という牛の品種から作られている。殺菌温度などの製法に違いはあっても、成分無調整のタイプなら栄養成分は同じだ。

しかし、その品質は、牛の健康状態によって左右される。何が牛乳の質を決めるのかといえば、ひとつに「体細胞数」という数値がある。牛乳の中にこれが少なければ少ないほど〝良質の乳〟とされる。

日本ポリフェノール学会理事長の板倉弘重医師（東京アスボクリニック名誉理事長）は、「牛乳中の細胞数の増加は、牛の体内の炎症や老化が原因と考えられる」と解説する。

「搾られた生乳に体細胞数が多くなるほど味が悪くなる。細菌や炎症性成分の混入も予想されます。品質検査をクリアしたとしても、人の体に良いとはいえません」

各都道府県では〝牛の健康診断〟（牛群検定）が毎月行われている。健康診断の実施率が高い地域ほど、牛の健康状態を重視する酪農家が多いとも読み取れる。

義務ではないため都道府県によって実施率にバラつきがあるが、例年全国1位は、鳥取県（145ページ）。鳥取県ではほぼすべての牛の健康状態がチェックされているのだ。実際に鳥取県は、体細胞数をはじめとした検査数値が、全国平均よりはるかに優れている。

鳥取県内で搾られた生乳は『白バラ牛乳』という商品として出荷されている。私も現地でその牛乳を飲んでみた。特徴的なコクがあるのにすっきりとした味わいだ。ちなみに『白バラ牛乳』は県外でも購入でき、東京の量販店に並ぶ『白バラ牛乳』を飲んでも、この印象は変わらなかった。白バラ牛乳製造メーカーの今井瑞季氏は「鳥取県の酪農家のみなさんは『おいしい牛乳を飲んでもらいたい』という意識が高いと感じる」と説明する。

「暑さに弱い牛のために夏場は扇風機をまわしてあげたり、自家製の餌を与えたり、できるだけ牛がストレスのない環境で過ごせるようにも心がけています。牛を想い、飲んでくださる方を想って日々の作業に取り組んでいるんですよ。それが牛群検定の高い実施率にも表れているのかもしれません。健康診断の結果が悪ければ、獣医を派遣して対策を練ります」

牛乳の商品名に「牛の健康診断受診率ベスト10」にランクインしている県名やその県が含まれる地域名があれば飲んでみてもいいだろう。地域によっては「県産生乳１００％で製造された牛乳」と県が認定している牛乳もある。ランキングのうち5県は九州地方だ。南九州の自然の中で育った牛の生乳として親しまれている『デーリィ牛乳』も、他の地方でも入手できる。

産地限定牛乳もおすすめ

また牛乳は、牛が快適かつ健康的に過ごせているかどうかと同様に、その鮮度も大切。

だからランキング外であっても、できるだけ自分が住む地域に近いところが商品名に記載されている牛乳を選ぶのも一案。小山氏も「産地限定牛乳」という選択肢を提案する。

「魚や肉と同じように、牛乳も鮮度が命。乳を搾ってから時間が経つほど酸化が進みます。酸化したものを取り入れれば、その何割かは体の酸化にも影響し、老けることにつながる

牛の健康診断受診率
ベスト10

❶位	鳥取県	97.7%
❷位	福岡県	88.1%
❸位	熊本県	80.2%
④位	滋賀県	76.8%
⑤位	鹿児島県	76.3%
⑥位	北海道	73.9%
⑦位	宮崎県	71.2%
⑧位	岩手県	67.8%
⑨位	大分県	67.4%
⑩位	沖縄県	66.4%
※⑪位	秋田県	65.4%
⑫位	山口県	63.0%
⑬位	愛媛県	61.2%

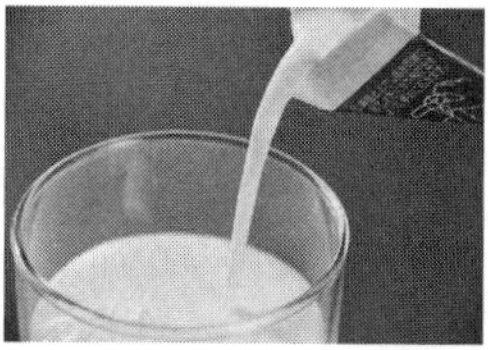

※家畜改良事業団「畜産統計比」2023年データ（6月）をもとに独自に作成

でしょう。酪農家さんは全都道府県にいますから、地元の直売所などでお住まいの地域密着の牛乳を飲んでみるのもお勧めです」

東京で買うなら、例えば『東京牛乳』（商品名）の鮮度が高いということだ。名が知られていない乳業会社でも、作り手を信頼できる牛乳が近くにあれば、あとは鮮度を重視すればいい。

また牛乳には熱に弱いビタミンCが含まれていないため、温めても栄養素が減ったり吸収が悪くなるようなことはない。殺菌方法によっても栄養素に違いが出ることはない。ただし生卵がゆで卵に変わるように、加熱殺菌によって牛乳に含まれるタンパク質が変性するため、殺菌方法によって風味が変わる。フレッシュで、お気に入りの味を見つけたい。

老けない乳製品おすすめレシピ

※レシピ作成　小山浩子（料理家・管理栄養士）

ヨーグルト味噌

発酵食品を組み合わせた「ヨーグルト味噌」は、腸内環境をしっかり整える。味噌汁を作るときに利用してもいいが、大根や人参などの根菜類につけながら食べても。魚にヨーグルト味噌を塗って焼けば、血管を若く保つ一品に。

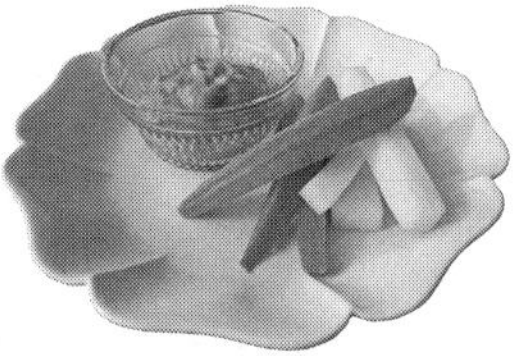

材料

・味噌……大さじ1
・プレーンヨーグルト……大さじ1
・おろしニンニク……小さじ⅕

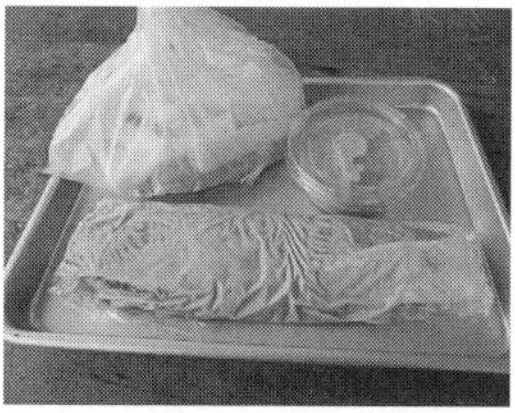

作り方

❶材料を合わせる
❷「野菜のディップ」大根、きゅうり、人参をスティックに切り、①をつけていただく
「魚のヨーグルト味噌漬け」切り身にヨーグルト味噌を塗り、ラップで包んで一晩漬け込む。翌朝グリルで焼けばお弁当にもOK

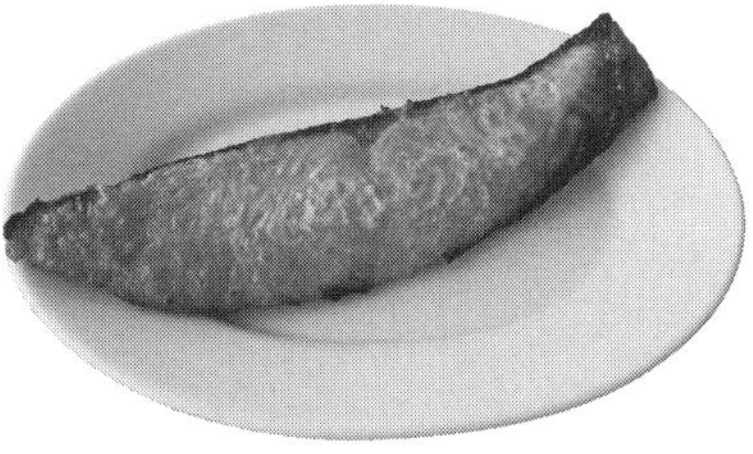

調理のポイント！

匂いが気になる人はニンニクを入れなくても大丈夫。ヨーグルト味噌は冷蔵庫で３日程度保存可能。ヨーグルトと味噌の比率は１対１を基本とし、味をみて量の調節を

オクラのチーズ焼き

チーズは水分が少ない分、牛乳と比べて少量でタンパク質やカルシウムがしっかり摂れる。そしてオクラに含まれるムチンが、チーズのタンパク質を無駄なく活用させる。ポン酢に含まれるクエン酸とともに、疲労回復、スタミナ増強に効果あり。

材料（1人分）

・オクラ……3本
・スライスチーズ……1枚
・かつお節……適量
・ポン酢醤油……適量

作り方

❶オクラはさっと塩ゆで
❷①を縦に半分に切り、チーズをのせる。トースターでチーズが溶けるまで焼く（700W 5分が目安）
❸かつお節、ポン酢醤油をかけていただく

調理のポイント！

オクラの塩ゆでが面倒な人は、洗って水気がついたままのオクラを皿にのせ、ラップをかけてレンジで２分程度温めてもＯＫ。その際、つまようじでオクラに穴をあけておくこと

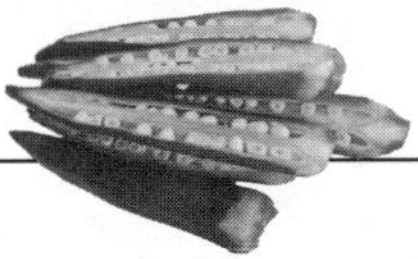

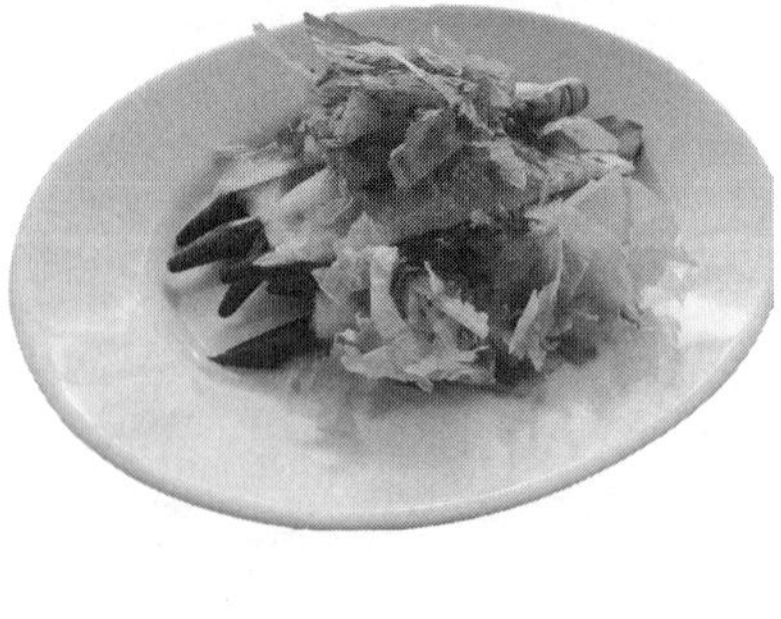

第六章

老けない最強のおやつ

クッキーにケーキ、ポテトチップス、団子、プリン、アイス——おやつは人に幸福感や癒しを与えてくれる。疲れた時、小腹が空いた時に手を伸ばす人が多いだろう。だが同じ間食でも、体に良いものと悪影響を及ぼすものがある。栄養素や製造法を比較し、その時の自分に合ったものを選べるといい。

決め手はタンパク質と食物繊維

老けないためには、他章で述べているようにビタミンやミネラルを摂取する必要がある。だが、市販されている菓子類の場合、調理の過程でそれらが失われやすい。

だからビタミンやミネラル以外でおやつに老けない作用を期待するなら、「タンパク質と食物繊維」が多いものがいい。なぜなら両者は熱に強くて加工しても栄養素が失われにくく、それでいてアンチエイジングに欠かせない要素をもつからだ。タンパク質は肌、筋肉、血液、髪の毛、ホルモンなどのもとになり、食物繊維は糖質の吸収をゆるやかにして血糖値の上昇を抑え、不要な物質や有害な物質を吸着して体外に排出して、腸内環境をよくする働きを担っている。反対に腸内環境を良好に保てなければ肌荒れにつながりやすい。

管理栄養士の望月理恵子氏がこう補足する。

「体内に老廃物が溜まっていたり、必要なものが不足してしまうと、すぐに肌の状態が悪化してしまいます。年齢とともに肌をつくる周期も変わりますが、基本的に28日で新しい肌に生まれ変わります。この周期をターンオーバーといい、これが円滑に行われれば肌は美しい状態を保つことができるのです。肌には体の健康状態が現れやすいともいえますね」

老けないおやつ ベスト10

❶位 **肉まん**　8.7／3.2（242kcal）

❷位 **きんつば**　5.3／5.5（260kcal）

❸位 **あんまん**（つぶ）　5.7／3.3（279kcal）

④位 **甘納豆**（あずき）　2.9／4.8（283kcal）

⑤位 **蒸しまんじゅう**（つぶしあん入り）　4.2／3.4（257kcal）

⑥位 **草もち**（つぶしあん入り）　4.4／2.7（227kcal）

⑦位 **大福もち**（つぶしあん入り）　4.2／2.7（223kcal）

⑧位 **笹団子**（つぶしあん入り）　4.1／2.3（228kcal）

⑨位 **シュークリーム**　5.5／0.3（211kcal）

⑩位 **アイスクリーム**（普通脂肪）　3.5／0.1（178kcal）

※数値は100gあたりのタンパク質／食物繊維g量
※『八訂食品成分表2023』（女子栄養大学出版部）をもとに独自に作成。高カロリー、高塩分、AGEが多め、炭水化物量が60%以上のものは除く

また両者が含まれると満腹感が増しやすいというメリットもある。

前ページの「老けないおやつベスト10」を見てみよう。

ランキング1位は「肉まん」。言うまでもなくタンパク質（肉）が多く含まれている。同じカテゴリーの「あんまん」は、タンパク質が肉まんより低下して3位。製法によっては砂糖の量も気になるところだ。

2位、そして4位から8位は和菓子が占め、どれも「小豆」が含まれているのが特徴だ。

「小豆には赤ワインの1・5～2倍ものポリフェノールが含まれ、豆類の中でも抗酸化作用が強いです」と望月氏が言う。

「その働きは大きく三つあり、血糖値や血圧の上昇を抑え、コレステロール値や中性脂肪値を下げます。また食物繊維もゴボウの1・4倍あるため、腸内環境を整えるのです。老けない体づくりをする食品の一つといえますね」

特に日本の小豆（エリモショウズ、しゅまり）は輸入小豆よりも抗酸化性が高いという。ぜひとも国産小豆を原料にしたおやつを選びたい。

8位の「笹団子」は、「よもぎ」入りなら小豆に加えてさらに老けない作用が期待できる。よもぎは食物繊維が豊富で血行促進の作用があるのだ。草もちや草団子も、笹団子とほぼ同様の栄養素を含む。

9位の「シュークリーム」には生クリームの乳成分にビタミンAやD、カルシウムなどが含まれているのが魅力。

一押しアイスクリームの選び方

そして10位の「アイスクリーム」にも、乳脂肪をはじめとした栄養素が含まれ、疲労回復に役立つ面がある。私が一押しするおやつだ。

日本臨床栄養協会理事の大和田潔医師（あきはばら駅クリニック院長）も「アイスクリームは古代から健康食品と考えられてきた体に優しい食べもの」と説明する。

「牛乳や卵黄、砂糖などシンプルな材料で作られています。砂糖は素早くブドウ糖になるので、頭脳労働や運動などのエネルギー源となります。牛乳も、そこに含まれる乳糖や脂質が分解吸収されて、あとからエネルギーとして使われます。忙しくて食事をする時間がなかったり、食が細い人にもアイスクリームは滋養食でしょう」

良質なタンパク源でもあるから、体を動かした後に摂取すれば、筋肉を維持したり増強したりするのに効果的だ。さらに日本人に不足しがちな栄養素を摂りやすいメリットも。
「カルシウムや鉄が含まれる上、それらの吸収を促進する乳糖もアイスクリームに入っています。乳糖は腸内環境を整える働きもあるんですよ」（望月氏）
しかし商品の選び方には注意が必要なので、ここで解説したい。大和田医師が述べている通り、本来アイスはシンプルな原材料で作ることが可能だが、乳製品は原価が高いため、糖類や油などを加えて材料費を安く抑える商品が増えている。安価で体に負担をかける脂質や糖質などの材料を使った製品のほうが食感やのど越しが良くなることもあるため、商品パッケージの原材料表示を確認してほしい。
アイスの質を簡単に見分ける方法がある。アイスの種類には「アイスクリーム」「アイスミルク」「ラクトアイス」「氷菓」があるが、商品パッケージの種類別表示で「アイスクリーム」を選ぶことだ。アイスクリームは乳脂肪以外の油脂の添加を禁止しているため、不要な油が入ってくることはない。添加物も比較的少ない。例えば森永乳業『MOW バニラ』は、種別が「アイスクリーム」で、原材料は〈乳製品（国内製造、ニュージーランド製造）、水あめ、砂糖、加糖卵黄（卵黄、砂糖）、カラメルシロップ（砂糖、水あめ）／

香料〉である。対してほぼ同価格で大ヒット商品のM社のバニラアイスは種別が「ラクトアイス」で、原材料は〈乳製品（国内製造又は外国製造）、植物油脂、砂糖、水あめ、卵黄、ぶどう糖果糖液糖、食塩／香料、アナトー色素〉となっている。

　ラクトアイスや氷菓の製品を選ぶ際には、できれば原材料に「果糖ブドウ糖液糖」「ブドウ糖果糖液糖」「果糖類」「異性化液糖」といったものが含まれないものを選んでほしい。近年、日本ではアルコールを飲まない人の「脂肪肝」（中性脂肪が肝臓内に多く蓄積する状態）が増えているのだが、そのリスクを高める可能性がある。脂肪肝は男性は30歳から、女性は閉経以降に急増するという。管理栄養士の早川麻理子氏（名古屋経済大学准教授）がこう話す。

「肝臓に脂肪が沈着するだけでなく、進行すれば肝硬変や肝臓がんになることもあります。糖質の中でも脂肪肝になりやすいのが果糖で、中でも加工食品に含まれるものが危ない。例えば寝る前に毎日、果糖ブドウ糖液糖が含まれたアイスを食べ続けたら、非常にリスクが高くなるでしょう。食べる頻度には注意してほしいと思います」

　さて乳脂肪分が含まれない「氷菓」はどうだろうか。氷菓は栄養価が低いかわりに全般的にカロリーが低く、ダイエット向きではある。大和田医師のお勧めは『井村屋　あずきバー』。原材料は〈砂糖、小豆、水あめ、食塩〉だ。
「添加物の液体の糖類に頼らず、水あめや砂糖を使うなど、誠実に作っているのが伝わってくる」という。

アイスに限らず、おやつを選ぶ上で全般的に注意したい点が三つある。まずは「カロリー」だ。厚生労働省などの食事バランスガイドによると、大人の間食の適量は一日２００ｋｃａｌほどとされているので、あまりにオーバーしてしまうと肥満につながる。太りたくない人は、「太りにくいおやつベスト５」を参照して、ゼリーや寒天など水分を多く含むおやつを選ぶといいだろう。

次に「糖質量」にも気を配りたい。そもそもおやつが欲しい時は少なからず空腹を感じているので、砂糖などの糖質類を多く含むほど血糖値が急上昇する。本書で再三述べているが、血糖値の急激な変化が起きると血管に負担がかかって中身から老けてしまうので、糖質が多く含まれるおやつは要注意だ。

よくわからない時はシンプルに、目の前のおやつは糖質が多いか、それ以外の栄養素が多いかで判断してもいい。例えば「肉まん」と「あんまん」なら、肉まんはタンパク質が、あんまんはあんこ＝砂糖（糖質）が多く含まれるので、空腹なら断然「肉まん」が良い。

そして三つめの注意点として、老化を促進する悪玉物質「ＡＧＥ」が多量に含まれていないか。もちろんこれは数値では表せないため、調理法で想像するしかない。望月氏がこう説明する。

「食品に含まれるタンパク質が糖質と結びついて劣化する反応を『糖化』といい、その時、ＡＧＥという悪玉物質が発生するわけです。調理過程で生まれる場合、ホットケーキなど

太りにくいおやつ ベスト５

❶位 **コーヒーゼリー**
43kcal／水分　87.8g

❷位 **牛乳寒天**
61kcal／水分　85.2g

❸位 **こんにゃくゼリー**
65kcal／水分　83.2g

④位 **オレンジゼリー**
80kcal／水分　77.6g

⑤位 **ういろう**
181kcal／水分　54.5g

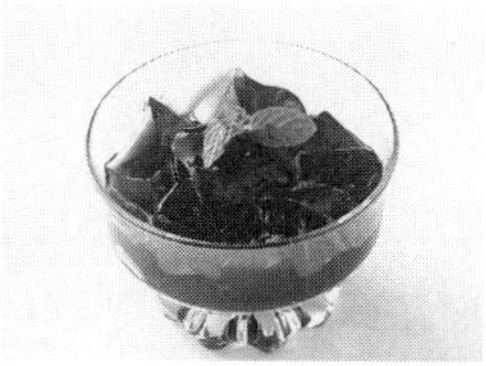

※100gあたりのカロリーが低く、水分量が50％以上のもの
※『八訂食品成分表2023』（女子栄養大学出版部）をもとに独自に作成

のこんがり焼き色がついたもの、フレンチトーストやカラメルソースをかけて焼いたもの、カステラの茶色のざらめ部分にはＡＧＥが多く含まれていると考えられます」

ほかにも格子状のワッフルの焼き目、どら焼きや今川焼きの皮など……簡単にいえば「加熱していないもの」「茶色くないもの」を選べばいい。同じチーズケーキでも「レアチーズケーキ」と比べて、焼く「ベイクドチーズケーキ」はＡＧＥが多い。みたらし団子と草団子を比較すれば、草団子のほうが圧倒的に糖化していない。みたらしの茶色の部分はすでに糖化していて、ＡＧＥを多く含んでいるのだ。

ワースト1位はポテトチップス

「老けるおやつワースト5」は、高カロリーにプラスして、これまで記したいずれかの老ける要因を含んでいる。

ワースト1位のポテトチップスは高温で揚げることで糖が劣化し、ＡＧＥも多い。2位のビスケット、3位のウエハース、4位のサブレはどれも炭水化物量が60ｇ以上ある。5位の磯部せんべいにいたっては、なんと約88ｇも。

「ランキング外ではありますが、例えばこんがり醤油で焼き色をつけたようなせんべいも、タンパク質や糖分が焦げた状態でＡＧＥが発生しています。カロリーも案外高く、１００ｇあたり３６８ｋｃａｌもあるので食べすぎに気をつけましょう」（望月氏）

一方で「老けないおやつベスト10」では高カロリー、高糖質量、ＡＧＥが多量に含まれていると予想されるものなどは除外した。ランクインしている「きんつば」や「甘納豆」なども火を加えているが、こちらはそれほど高温調理でないため、ＡＧＥも多量でないと考えられる。大福もちや笹団子も安心なおやつだ。

ところで菓子パン類――ジャムパン、メロンパン、揚げパン、チョココロネ、クリームパンなどはどうだろうか。どれもこんがり色で糖化した部分があり、さらにカロリーが高く、炭水化物量も多い。一例としてメロンパンは１００ｇあたり３４９ｋｃａｌ、炭水化物量は約56ｇだ。老けないおやつとしてはお

老けるおやつ
ワースト５

❶位 **ポテトチップス**　541kcal

❷位 **ビスケット**（ソフト）　512kcal

❸位 **ウエハース**（クリーム入り）　492kcal

④位 **サブレ**　459kcal

⑤位 **磯部せんべい**　377kcal

※数値は100gあたりのカロリー。老ける要素で比較
※『八訂食品成分表2023』（女子栄養大学出版部）をもとに独自に作成

勧めできない。

望月氏は間食用のパンとして、「ベーグル」を挙げる。

「ベーグルは糖分と脂肪分が少なく、ゆでてから焼く製法が一般的です。一度ゆでることで糖化が防げるんですよ。ほかに、くるみパンもお勧めです。ごはん並みのカロリーがあるものの、くるみはナッツ類の中でも血糖値を上げにくいんです」

ナッツは若返りのビタミン、ビタミンEが豊富で、食物繊維やマグネシウムも含まれる。抗酸化成分が動脈硬化を予防し、心血管疾患予防に働くという報告もある。もちろん少量（一握り）であればナッツのみ食べるのもいい。同様にチーズやチョコレートも少量であれば老けない作用満点。

「チーズはカルシウムやタンパク質が豊富で骨を強化し、眠りの質を高めます。ただし塩分が高いのが気になるので、ヘルシーなのはカッテージ、栄養価が高いのはパルメザン、良い塩梅《あんばい》なのはモッツアレラですね。チョコレートはカカオ分70％以上の高カカオポリフェノール入りを選びましょう。抗酸化作用のあるカカオポリフェノールが細胞の老化を防ぎます」（望月氏）

カカオに含まれるテオブロミンという成分には、集中力や記憶力、思考力を高め、やる気を導く働きがある。アーモンドチョコなら、アーモンドとチョコのそれぞれの良さの相乗効果が期待できる。しかしナッツやチョコは食べすぎればカロリーオーバーになるので気をつけたい。

羊羹は血糖値上昇がゆるやか

あれこれと制限をかけると選ぶのが難しくなってしまうが、私ならとにかく「老けるおやつ」は極力食べない。そしておなかが空いた時は「老けないおやつ」から、体重が気になる時は「太りにくいおやつ」から選ぶ。そして「老けないおやつ」の中でも、1位の肉まんより8位の笹団子を選ぶ。肉まんの肉は必ずしもいい肉を使っているわけではないこと、笹団子は低カロリーな上、糖化もほぼ起きておらず、それでいてよもぎや小豆の老けない効果を得られるからだ。

　また小豆を使った「羊羹」はランクインしていないが、特筆すべきことがある。同志社大学生命医科学部糖化ストレス研究センター客員教授の八木雅之氏が「羊羹の摂取が食後血糖値に及ぼす影響」を研究し、２０２２年に発表している。

「研究では砂糖、小豆、寒天を主原材料とした羊羹を使用し、米飯や砂糖水と食後血糖値を比較しました。糖質は同量の50ｇに揃えています。すると、最も血糖値の上昇がゆるやかだったのが、羊羹だったのです。寒天に含まれる食物繊維や、小豆の抗酸化作用やポリフェノールが影響していると考えられますね。適量であれば老けないおやつといえるでしょう」

ほかにも、冒頭で述べたようにタンパク質と食物繊維が多いものという視点で食品を見ると、間食向きなものがある。例えばタンパク質が多い食品としてチーズ、ゆで卵、サラダチキン、魚肉ソーセージ、ヨーグルト、食物繊維が豊富なものとして果物、茎わかめ、酢昆布などはおやつに食べやすいだろう。望月氏もフルーツヨーグルトを提案する。

「厚生労働省のe-ヘルスネットでは間食にカルシウム源と果物を勧めているので、タンパク質（カルシウム源となる無糖のヨーグルト）＋食物繊維（好きな果物）の組み合わせがいいでしょう。無糖ヨーグルトなら１００ｇあたり60ｋｃａｌ程度でヘルシーです」

ここ数日の食事内容と、今日の気分に合わせて、楽しいおやつタイムを過ごしてほしい。

第七章

老けない最強レトルト&冷凍食品

これまで「主食」「肉」「魚」「野菜・果物」「乳製品」と取り上げてきた。ポイントはなるべく〝食材そのまま〟がいいということだ。主食（炭水化物）なら精製されていないもののほうがいいし、肉なら加工していないもの、魚なら生の刺身が一番。野菜や果物はその皮を取り入れたほうが抗酸化成分を多く取り入れられ、牛乳も搾ったままの「成分無調整」を選ぼうと述べた。

これらはある意味、誰もが納得できるところだろう。

だから調理済み食品については体に良くないと思う人が多いかもしれない。けれども、いつでも〝手作り〟の格が上ということはない。

出来合いのものも組み合わせ次第で自炊より栄養バランスが整うことがある。加工された食品には、塩分やカロリーがパッケージに表示され、体の状態に合わせて摂取量をコントロールしやすいこともメリットだ。

フライは揚げる前のものを選ぼう

しかしこんな報告がある。元厚生労働省健康局栄養・食育指導官の古畑公《ただし》氏（聖徳大学人間栄養学部人間栄養学科教授）によると、「冷凍食品やレトルトのような出来合いのものので一日の食事を済ませると、微量栄養素（カルシウム、マグネシウム、鉄、亜鉛など）が不足しやすい」という。

「近年、微量栄養素の不足が不眠や不安感、イライラを招くことが研究でわかってきました。特に真空パックで販売されるレトルト食品は、保存前に激しく加熱しなければならず、香りや色、栄養成分がどうしても変化しやすい。ビタミンやミネラル類が失われやすいので、出来合いのものを利用するなら少しでも微量栄養素の残存量が多いものがいい」

そこで「老けないレトルト&冷凍食品」では、調理済みのメニューで「ビタミンやミネラルの残存が多いもの」から順位付けをした。各メーカーの製造法によって異なるため、あくまで一般的な指標である。これは前章の「おやつ」に近い考え方だ。「老けないおやつ」としては、加工しても栄養素が失われにくく、アンチエイジングに欠かせないタンパク質と食物繊維が多く含まれるものをランキングしたのだった。

1位はハンバーグ。管理栄養士の望月理恵子氏は「色々な栄養素を比較的バランスよく食べられる一品」と解説する。

「ハンバーグには肉、卵、牛乳、玉ねぎなどが含まれていますし、目玉焼きやチーズ、大根おろしなどをのせれば栄養価もさらにアップします」

2位の白身フライは高タンパク、低脂肪が特徴だ。「老けない最強魚」で記したように、赤身魚と比べれば脂肪が少ないため、オメガ3の含有量は多くないが、筋肉維持に役立つ。

そしてフライを選ぶ時は、できれば揚げる前のものを購入しよう。日本臨床栄養協会評議員で管理栄養士の遠藤恵子氏はこう話す。

「一度揚げた油はどんどん酸化が進みます。酸化した油を摂取すると悪玉コレステロールがたまりやすく、動脈硬化になりやすい。血管が老いる原因になります。どうしても調理済みのフライを購入するなら、オーブントースターでゆっくり温めながら〝油切り〟をしましょう」

また〝主菜〟としてでなく「単品」で考えた時に優秀なのは、5位のグラタン。

「グラタンはチーズなどの乳製品によってカルシウムが豊富で、タンパク源として優れています。揚げ物のような酸化した油も含まれていませんし、脂肪の質としても悪くありません」（遠藤氏）

また7位のカレーは脂質が多めであるが、カレーに使われる香辛料のウコンに含まれる成分「クルクミン」が認知症予防に効果的なのは有名な話。辛いものが苦手でなければぜひ。疲労回復にはビーフカレーやチキンカレーを、貧血気味ならビーフカレーがいいだろう。

シチューを選ぶなら、クリームシチューより8位にランクインするビーフシチューがお勧め。再び望月氏が説明してくれた。

「ビーフシチューは一般的にアンチエイジング効果が高い赤ワインが使用されています。また牛肉の部位（すじやスネ、テールなど）によっては美肌を作るコラーゲンも含まれているのでいいでしょう。ホワイトソースは小麦粉とバターを炒めて脂質が多くなりがちで、

老けないレトルト＆冷凍食品 ベスト8

❶位 **ハンバーグ**（合いびき）318mg
❷位 **白身フライ**　291mg
　　 しゅうまい　291mg
❸位 **メンチカツ**　271mg
④位 **ミートボール**　269mg
⑤位 **グラタン**（エビ）241mg
⑥位 **ぎょうざ**　200mg
⑦位 **カレー**（チキン）196mg
⑧位 **ビーフシチュー**　168mg

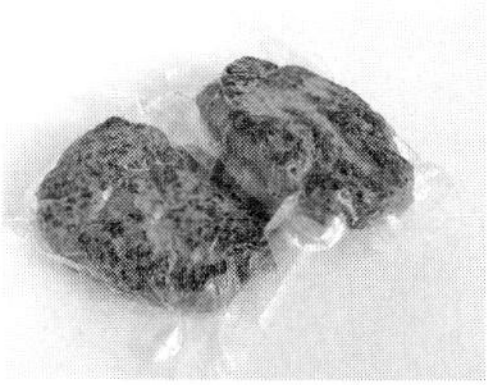

※『八訂食品成分表2023』（女子栄養大学出版部）の「調理済み流通食品類」より、カリウム、カルシウム、鉄、ビタミンE、B_1、B_2、C、ナイアシン当量の総量が多いものから独自に作成

老けない視点からは避けたほうが無難ですね」

成分表示の注意ポイント

注意点としては、調理加工食品定番である1位のハンバーグ、2位のしゅうまい、4位のミートボールの原材料だ。商品を選ぶ際はパッケージに記載される成分表示で「つなぎ」が先頭にきていないかを確認しよう。基本的にパッケージの成分表示は含有量の多いものから示される。「つなぎ、豚肉……」などと記載があれば、肉そのものよりも、肉と肉をつなぐ「つなぎ」の量が多いということだ。つなぎには食品添加物が含まれ、肉よりは安価に生産できる。

パッケージ記載の成分表示をチェックすることは、弁当やほかの冷凍食品を買うときにも参考になる。

「弁当や冷凍食品のパッケージに記載される成分表示を見れば、何が多く使われているか一目瞭然です。たとえば弁当で最初に『ごはん』と記されていればおかずよりごはんが多いと判断できますし、『油』が野菜などの食材より先に書かれていれば、油を多く使った商品なのだと判断できます。

次に弁当の場合は、パッと見て色の濃い緑黄色野菜が含まれているかどうかも大切ですね。ごはん（炭水化物）とお肉や魚（タンパク質）だけの弁当も多いので、そういう時には副菜として野菜が多いサラダをプラスしましょう」（望月氏）

レトルトや冷凍商品で食事のメニューを考える場合も、この〝もう一品プラスする〟という発想が大切になる。まず目の前にあるメニューが炭水化物、タンパク質、脂質のうちどれが中心のもので、どんな成分を付け加えたら「価値があがるか」を考えよう。

「例えばレトルトごはんや冷凍うどん、冷凍パスタのような炭水化物があったら、そこにハンバーグや魚の水煮などでタンパク源を補って、ビタミン、ミネラルのために野菜をプラスできるといい」と望月氏がアドバイスする。

「野菜によって噛む回数が増えれば唾液の分泌が促進され、若返り効果のあるパロチンも分泌されます」

175ページで紹介している「最強の組み合わせ5」を参考にしてほしい。

料理研究家で医師の河埜玲子氏はレトルトを〝調味料代わり〟に使うことを提案する。

「レトルトのパスタソースを温めて野菜と和えたり、トマト系のソースなら鶏肉などの煮込み料理に使うといいでしょう」

トマト系のパスタソースでごはんを煮てリゾット風にしてもおいしい。ごはん（糖質）の量を減らせて、美肌に効くリコピンを摂取できる。

「カルボナーラソースをそのままパスタにかけてしまえば糖質量が多くなりますが、パスタの代わりに野菜と肉を入れて焼けばグラタンに。優秀なタンパク源になります。きのこのパスタソースなら、きのこを増やして豆腐を追加すれば立派なおかずですね。骨を強くする作用を持つビタミンDがたっぷりのきのこと、大豆イソフラボンが豊富な豆腐は、アンチエイジング効果が高いです」（河埜氏）

最近はコンビニでレトルトタイプの煮物や煮魚を購入できるが、そのままでは塩分が高い。これまで何度も記したように、塩分を摂りすぎることは全身の老化を加速させる。煮魚のレトルトなら汁をだしがわりに（１７６ページ「冷や汁」レシピ）、煮物のレトルトなら〝かさまし〟を覚えたい。

「例えば切り干し大根の煮物を作る時、普通なら調味料で煮ますが、レトルトのひじきの煮物を調味料代わりに使うんです。市販の乾燥している切り干し大根と、レトルトのひじきの煮物を鍋に入れ、水を加えて煮るだけ。レトルトはなんでも量を増やすことを考えましょう。レトルトタイプの親子丼や中華丼、カレーなら、そこにブロッコリーなどの冷凍野菜をぼんぼん入れてかさましする。塩分が薄まり、さらに抗酸化成分も摂れて一石二鳥です」（同）

　この冷凍野菜も、老けない食材として便利に使える。実は市販されている冷凍野菜は、旬でない時季の常温野菜と比較すると、栄養価が優れていることが多い。

　１７３ページの「老けない冷凍野菜ベスト５」では、通年平均や通常のゆでたものと比べて、老けない栄養素の種類、含有量が多いものを順位付けした。

　１位の「ほうれん草」に含まれるβカロテンは、通年平均（葉、生）が１００ｇあたり４２００μgの含有量に対し、冷凍もの（葉）は５３００μgも含まれる。若返りビタミンといわれるビタミンＥも通年平均（葉、生）が２・１mgに対し、冷凍ほうれん草（葉）は２・７mgだ。３位の人参は、脂溶性ビタミンのＡ（βカロテンなど）、Ｅが、生よりも冷凍ものに多く含まれている。

　２位の枝豆には強い抗酸化力を持つビタミンＥが、生よりも多く含まれる。４位のグリンピースも生やゆでたものと比べて、冷凍のほうが若干だがビタミンＡとＣが多い。緑が足りないサラダやスープに、トッピング代わりにどんどん入れたい。
「枝豆やグリンピースは野菜には珍しく良質なタンパク質を含み、食物繊維やカロテンも豊富。そのため腸内環境を整えるデトックス作用や、丈夫な肌作りのサポートをします」（望月氏）
炊き上がったごはんに解凍した枝豆やグリンピースを混ぜれば、糖質量が減る上に食物繊維も摂取できる。5位のかぼちゃも常備したい。
「何といってもかぼちゃは抗酸化ビタミン――βカロテン、ビタミンC、Eがとても豊富です。生のかぼちゃを買うと水っぽいものに当たることもありますが、冷凍ものは確実にホクホクして使いやすいです。ランキング外ですが、冷凍のきんぴらミックスも食物繊維が摂れるのでお勧めです。味噌汁でもカレーでも、食物繊維が足りないと感じる時に入れるといいでしょう」（河埜氏）
便利な上、素材そのままの栄養価がキープできるのが冷凍食品。東京海洋大学産学・地域連携推進機構サラダサイエンス寄附講座特任教授の鈴木徹氏（食品冷凍技術推進機構代表）も「素材を保存するということは冷凍以外のほかの方法ではできない」と補足する。
「レトルトは常温で保存できる利便性を重視したもので加熱殺菌が必要ですが、冷凍は加熱してもしなくても食材を保存できます。野菜でも肉や魚でも鮮度がいいものを冷凍すれば、冷凍前の栄養価をキープできるのです。ほうれん草は冷蔵庫に入れておくと、1週間ぐらいで栄養素が10％程度になってしまいますが、冷凍であれば数週間、数か月と、冷凍前の状態を保つことができます」

　ただし野菜を冷凍する時は、生のままではなく、さっとゆでてから保存する作業が必要という。

　生のまま野菜を冷凍すると、野菜に含まれる酵素が活動して栄養素が低下し、食感も悪くなる。ブロッコリーを生のまま冷凍するとビタミンCの含有量が一気に減少するが、下ゆでをしたブロッコリーはビタミンC含有量に変化がないと報告されている。ほうれん草などの野菜は熱湯で数十秒ゆでて氷水で冷やし、食べやすい大きさに切って冷凍するといい。この作業で野菜に含まれる酵素の働きを止め、食感と色、栄養素を残せるのだ。ちなみに市販の冷凍野菜は、ほとんどが冷凍前に「ゆでる」「蒸す」などの工程を経ているため、一度ゆで

老けない冷凍野菜ベスト5

- ❶位 **ほうれん草**
- ❷位 **枝豆**
- ❸位 **人参**
- ④位 **グリンピース**
- ⑤位 **かぼちゃ**

※『八訂食品成分表2023』（女子栄養大学出版部）をもとに「生」「ゆで」と比較して、栄養価が高いものから独自に作成

てある冷凍野菜を再度ゆでることは避けたい。ビタミンやミネラルが流出してしまうのでスープに入れるといいだろう。

鈴木氏は「冷凍食品の保存法も重要」と続ける。

「いくら素材そのままを保存できるといっても、空気に触れて冷凍庫内の温度が上昇すれば食材の酸化が進んで劣化します。食材が空気に触れないようにラップで覆うなど密閉することと、冷凍庫の開閉時間を短くすること、そしてできるだけ早く使うことです」

組み合わせを工夫してレトルト食品を、そして長期保存での食材の酸化、劣化に気をつけながら冷凍食品や冷凍野菜を使いこなそう。

老けないレトルト＆冷凍食品「最強の組み合わせ5」

レトルトや冷凍食品を取り入れるなら、「それだけで終わらせない」のが鉄則。うまく組み合わせれば、老けない一品ができあがる。

---

1. レトルトごはん（冷凍うどん）＋レトルトビーフカレー＋冷凍野菜ミックス

レトルトビーフカレーを鍋にあけ、そこに冷凍野菜ミックスを入れ、一緒に温める。野菜を足すと噛む回数が増え、抗酸化成分も補給できる。カレーうどん風に食べても。

---

2. 冷凍ハンバーグ＋冷凍パスタ

タンパク源のハンバーグに炭水化物（パスタ）をプラスして、タンパク質が効率よく吸収されるようサポート。丈夫な筋肉作りに。抗酸化成分が豊富なトマト系パスタがお勧め。

---

3. 焼きおにぎり＋ミネストローネ＋サラダチキン

炭水化物（焼きおにぎり）にミネラル入りの野菜スープ、タンパク質（サラダチキン）をプラスして煮れば万能リゾットに。白米のレトルトごはんより焼きおにぎりのほうが、固形が残り、満腹感がある。

---

4. 冷凍ブロッコリー＋レトルト親子丼（＋レトルトごはん）

解凍したブロッコリーに温めたレトルト親子丼をかけて、丼ではなく、おかず風に食べる。スーパー野菜・ブロッコリーに、卵と鶏肉でタンパク質もしっかり摂れる。

---

5. レトルトごはん＋冷凍エビチリ＋冷凍グリンピース

ごはん（炭水化物）に、良質なタンパク源（エビチリ）と野菜（グリンピース）を。エビに含まれるアスタキサンチン、グリンピースに豊富な食物繊維が、体をさびさせない。エビチリ丼は熱に弱い栄養素が少なく、電子レンジ加熱でも損失しにくい。

老けないレトルト＆冷凍食品おすすめレシピ

※レシピ作成　河埜玲子（医師）／調理　望月理恵子（管理栄養士）

冷や汁

火もだし汁も不要、混ぜるだけの簡単な一品。青魚で血液サラサラ、美肌効果あり。冷凍のオクラと枝豆を加えることでビタミンと食物繊維もアップする。

材料（2人分）

・サバ水煮缶（もしくはサバレトルトパウチ）……1缶（190g）
・きゅうり……1本（100g）
・冷凍オクラ……好みで
・冷凍枝豆……好みで
・青じそ……5枚
・味噌……大さじ2
・生姜……すりおろし小さじ1
・冷水……300cc
・梅肉……大1個分
・青ネギ、みょうがが……好みで

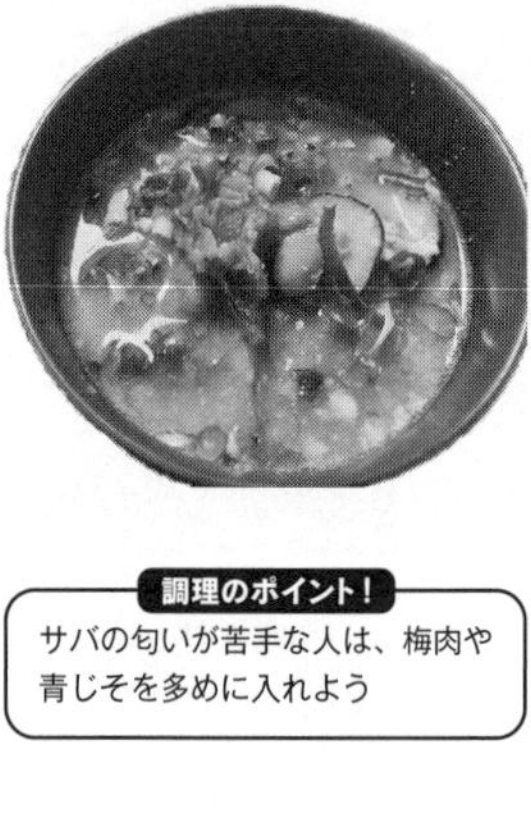

作り方

❶きゅうりは薄切り。オクラ、枝豆は解凍する。青じそは粗く刻む
❷サバ水煮缶は身と汁に分け、身をほぐす
❸ボウルに味噌、生姜を入れてサバ水煮缶の缶汁と、水を少しずつ入れてよく混ぜ、味噌を溶かす
❹①と②のサバ水煮缶の身を加えて混ぜる。器に盛り付け、叩いた梅肉を添える。青ネギ、みょうがは好みで

調理のポイント！
サバの匂いが苦手な人は、梅肉や青じそを多めに入れよう

「レンジでチン」で老ける物質が発生する？

作りおきおかずやストックしたごはん、冷凍食品、コンビニで買った弁当などを温める際に便利な電子レンジ。便利な機器だが、使い方を間違えたり、頼りすぎると体に悪影響をおよぼす恐れがあるという。

昭和大学医学部教授で、医師の山岸昌一氏も「電子レンジは食材中の『ＡＧＥ』を増やしてしまいます」と指摘する。本書で何度も述べているように「ＡＧＥ」は老化を促進する悪玉物質だ。タンパク質が糖と結びついて劣化する反応（糖化）によって生まれると解説してきた。高血糖になると、タンパク質がＡＧＥ化し、蓄積される。やがては糖尿病や心臓病、がんになりやすく、認知機能や腎機能の低下が顕著で寿命が短くなることもわかっている。皮膚のコラーゲンにＡＧＥがたまれば、肌の弾力が失われてシミやシワ、たるみを作ったり、薄毛の原因にもなってしまう。

「ＡＧＥがたまっているグループは、将来糖尿病や心臓病に3倍かかりやすく、死亡のリスクが5倍に跳ね上がることがわかっています。ＡＧＥのでき方は2種類あって、体内でつくられる経路と、食品などとともに体外から取り込まれる経路があります。食品中に含まれているＡＧＥの７％が体内に取り込まれるので高ＡＧＥ食品を避ける習慣を身につけたほうがいいでしょう」（山岸氏）

食品中のＡＧＥは高温加熱によって増える。そのため、簡単に食べられる加工食品や、こんがりと焼き色がついたメニューが危ないと指摘してきた。例えば焼肉や焼き鳥、唐揚げ、ステーキ、ホットケーキなど、多くの人が「おいしい」と思うものにはＡＧＥもたっぷりなのだ。

ここで電子レンジ加熱の話だが、電子レンジは焼き色がつかなくても、食品によっては同じような化学反応が起こりやすい。

電子レンジはＷｉ－Ｆｉ通信などで用いられるものと同じ周波数帯の電磁波（マイクロ波）を用いて加熱する。ＡＧＥは高温で調理することで大きく増えるが、電子レンジのマイクロ波は「短時間で高温加熱」。山岸氏によると「マイクロ波は糖をＡＧＥを作りやすい形状に変化させる」という。また、マイクロ波は食品中の油分・水分に集中しやすいため、水分を含む食品が蒸発過多になればパサつきやすく、マイクロ波を吸収した油分（脂質）は酸化する。

電子レンジ加熱と、従来の加熱法（煮る、焼く）でサバを調理し、魚肉脂質の変化を比較した研究では、電子レンジ加熱が短時間で脂質劣化を進めると報告されている（北海道教育大学の研究より）。ソウル大学農業生命科学研究所が行った肉の再加熱を調理法によって比較する研究でも、電子レンジによる加熱は、ほかの調理法と比較して油脂の酸化を進めやすいとある。

　管理栄養士の望月理恵子氏もこう補足する。

「電子レンジによる加熱は、ほかの調理法と比較して油脂の酸化を進めやすいです。ＡＧＥ発生と脂質劣化のダブルパンチの食品を摂ることは血管によくないでしょう」

使うなら短時間が原則

　もちろんどんな食品でも電子レンジを使うとＡＧＥが大量発生し、脂質の酸化、劣化を進めるわけではない。まず避けたいものとして、調理済みの肉や魚。特に焼く・煮る・揚げたメニューを電子レンジで再加熱するのは避けたい。

　例えば揚げ物の温め直しをすると、揚げ物をする時、そして電子レンジ加熱と、２回にわたって食品のＡＧＥを増やすことにつながってしまう。

それならどうすれば良いかというと、テフロン加工のフライパンにクッキングシートを敷き、その上にフライを置いて蓋をし、弱火で5分程度温めるといい。

「その方法でも糖化は起きますが、低温かつマイクロ波がない分、電子レンジ加熱よりはAGE発生を抑えることができます。できあいのお惣菜も油を含んでいることが多いので、再加熱するなら同じ方法で温めるといいでしょう。マイクロ波は惣菜に含まれている油に反応しやすく、揚げ物やカレー、シチューなど油が多い食品を電子レンジで温めると、油が劣化します。それによって健康に害があるトランス脂肪酸が増加するという報告もあるんです」（望月氏）

カレーやシチューを調理翌日に食べたいなら、鍋を使って弱火でコトコト温めたい。マイクロ波が油分に集中するということは、加熱ムラができやすくなり、均一に温めるなら鍋のほうが優れているのだ。もちろん、マイクロ波による油の劣化も抑えられる。

また炭水化物、例えば「ごはん」なら、温め直さないほうが消化しにくいデンプン「レジスタントスターチ」が増え、老けないメリットが多い。

「レジスタントスターチを摂ると、血糖値の上昇をゆるやかにしたり、便通の改善作用があったり、美肌などのアンチエイジング効果や体重増加の抑制が期待できます。朝に

弁当箱につめたごはんは、昼にレンジでチンしないで常温で食べましょう」（同）
一方で電子レンジを使ったほうがいいものはというと、実はビタミンを豊富に含む野菜類の加熱は向いている。
「ゆでるなど野菜を長時間火にかける調理法は、水溶性ビタミンが流れ出てしまいます。電子レンジ加熱は逃げる水分が少ないため、水溶性ビタミンやポリフェノール系を保持しやすい。ビタミンが豊富なブロッコリーや葉物などの野菜類は、基本的に電子レンジ調理がお勧めです」（同）
ただしこれも菓子メーカーのカルビーらの研究で、もやしを電子レンジで加熱調理すると、5分経過後からアクリルアミドの生成が見られるため、やはり電子レンジは短時間が原則だ。
忙しい現代社会ではもはや電子レンジなしの生活は考えられないが、少し時間があるならほかの調理法を考えよう。
元厚生労働省健康局栄養・食育指導官の古畑公氏は「食品に対して作用が優しいのは、蒸す、煮る、焼く、揚げる、電子レンジ加熱の順」と話す。
「五つの調理法で温め方が集中的でなく、蒸気によって四方八方から平均的に温められ、かつ栄養価も失いにくいのは蒸す方法です」

時間がかかるのが難点だが、揚げ物や惣菜も、陶器に移して蒸す方法での再加熱がお勧めだ。

何も考えず手軽にチンの前に、その必要性と手段をいま一度見直したい。

“血が不足”すると薄毛になる？

薬膳でみる抗加齢の食材

男は8歳ごとに、女は7歳ごとに老けるという。

中国最古とされる医学書『黄帝内経《こうていだいけい》』に、そう記されている。

男性の場合は、40歳をすぎると衰えが見られ、48歳、56歳と階段を一段ずつ降りるように年を取っていく。女性の場合は35歳が曲がり角で、42歳、49歳のタイミングで加齢が進みやすい、とある。

そこで中国では不老不死を求めて伝統医学が発達し、食べもので補うことも必要と考えられていった。

日本の漢方においても、薬物療法（漢方薬）と鍼灸、そして養生の三つの考えが柱にある。養生には食事指導が含まれ「薬膳」と呼ばれる。「現代栄養学」とは異なり、漢方医学独自の概念によって、それぞれの人に適切な食材や調理法を選択するものだ。

薬膳レシピを数多く考案した医学博士で薬剤師、前慶應義塾大学医学部漢方医学センター共同研究員の宗形佳織氏によると、「薬膳では、ビタミンCなどといった単独の成分ではなく、食べものの丸ごとの味や性質が、体のどの臓腑にどのように働くかという考え方をする」という。

漢方的な視点――「気《き》・血《けつ》・水《すい》」という物差しを使って自分の体質を大まかにつかむと、薬膳の基本素材を上手に選べるようになる。

元気、やる気、気力などという言葉があるが、〝気〟は生命力そのもの。疲れが抜けない、だるい状態が続いている時は、気が不足しているサインという。うるち米や芋類、豆類などのほか、鶏むね肉やサワラ、タイなどの味の淡いものを中心に胃腸に優しい温かい食事を心がけよう。

また気の流れが滞ると鬱々としたり、眠れないといった症状が起きやすいとのこと。

「気の滞りが持続すると、突発的な怒りや熱感が現れる状態になります。そうなる前に気を巡らせる食材、例えばシナモンやらっきょう、シソ、大根の葉、みかんの皮を摂るといいでしょう」（宗形氏）

〝血〟は血液よりもっと広い意味を持ち、肌や髪に栄養を与え、体全体を元気に保つ。不足すると乾燥肌になったり、頭皮まで十分な栄養が届かず髪がパサつく症状が起きたりするとされる。出産を経験した女性は、産後に髪のトラブルに悩まされることが多いので腑に落ちるのではないだろうか。

ほかにも考え事が多く頭をよく使う、目を使う、睡眠不足なども血を消耗すると考えられている。

「皮膚や髪のカサつきや薄毛に悩むなら、血を補う食材を。干し椎茸、卵の黄身、豚肉、黒ごまなどが挙げられます」と宗形氏。

一方、年とともに白髪が気になるなら抗加齢の食材がお勧めという。

漢方では加齢の多くは〝腎の衰退〟が根源とされる。ここでいう「腎」とは腎臓のように体内の水分調整をするほか、生殖や発育に影響力を持ち、気（生命力）を納める役割をもつ。

「『黄帝内経』には「腎の華は髪にあり」、すなわち〈腎が衰えるとそれが髪に現れて白くなる〉とも記されています。これを腎虚証といい、それに応じた食材はアンチエイジング全般に効果があります。腎虚証の食材を取り入れることで腎の働きを改善し、老いる下り坂をゆるやかにできるのです。例えば山芋、くるみ、黒豆、エビ、栗などですね」

白髪にはもちろん、特別に今、困った症状はないが、アンチエイジングになる食事をしたいと思った時にも腎虚証の食材を選ぶといい。

「漢方では生まれるときに両親から〝先天の気〟をもらうと考えます。それは腎に蓄えられますが、加齢とともに減少していきます。先天の気は生まれ持ったエネルギーのため増やすことはできません。けれども食べ物や呼吸により、後天的に気を補うことで、身体全体の気の減少をゆるやかにしていけるのです」

気、血ときて、〝水〟は体を潤す液体（汗や尿、リンパ液など）を表す。尿の出が悪かったり、耳鳴り、めまいが起きやすい人は、利尿作用が高い食べものを摂るといいそう。

「ハトムギや小豆、とうもろこし（特にヒゲ）、冬瓜などが水の偏りを直します。一方で便秘がちで口が乾きやすい人は水不足。不足した水を補うものはアスパラガスやいちじく、レモン、きくらげがいいでしょう」

さて薬膳では「冷え」が気・血・水の巡りを悪くするという考えがある。

「加齢とともに腎の機能が弱まると体が冷えやすくなります。そういった時はやはり体を温める食材を摂ることが必要」と宗形氏が説明する。

薬膳ではその食材が体を温めるのか冷やすのか、「熱」「温」「平」「涼」「寒」の5段階に分けている。

「どんな時も体を温める食材がいいというわけではありません。冷え症の人は体を温める食材を、熱がこもっているような時は体を冷やす食材を選んでいい。基本的にはその時々の自分の感覚を信じてＯＫです。体を冷やしたくないけれど、冷やす食材を食べたい時は、加熱して温かい状態で食べる、天気の良い昼に食すといった工夫をしてください。左に体を温める食材と冷やす食材の代表例をまとめました」

抗加齢（腎虚証）に

一押し → 山芋

二押し → くるみ、黒豆、クコの実、栗、ナマコ、エビ

そのほか　なた豆、カリフラワー、ブロッコリー、ノビル、カツオ、マナガツオ、イワナ、サザエ、ムール貝

体を温める食材

冷えによる神経痛などの痛みを止め、気・血・水の巡りをよくする

長ネギ、ニンニク、生姜、羊肉、よもぎ、山椒、シナモン

体を冷やす食材

熱を除く、毒を排出

アロエ、緑茶、くちなしの実、白菜、トマト、きゅうり、馬肉、バナナ、スイカ、あさり、しじみ、大豆もやし

薬膳では〝味〟も体に影響を与えるという。

「『酸っぱいもの』は筋肉を引き締め、汗や尿の出すぎを止める。『苦いもの』は余分な熱や水分を除き、乾燥を止める。『辛いもの』は滞っているものを発散し、気血を巡らせ、『しおからいもの』は固まりを柔らかくし、便通を整える。『甘いもの』は滋養強壮や痛み止め、毒消しの作用があります。暑い日に辛いものを食べたくなったり、疲れた時に甘いものを食べたくなるのは理由があるんです」

体質や現在の環境、その日の天候などによって、今の自分にベストな食材は刻々と変わっていく。気・血・水のうち、あなたはどこに滞りが起きやすいだろうか。また今の自分に何か不足しているところはないだろうか。

老けない薬膳
おすすめレシピ

※レシピ作成　宗形佳織（医学博士）、調理　望月理恵子（管理栄養士）

抗加齢に！
桜エビ入り山芋焼き

　滋養強壮、肌荒れ対策、健胃などの作用がある山芋とエビに、血を補う卵を組み合わせることで効果が高まる。温かいうちに食べること。

材料（1～2人分）
- 山芋……200g
- 桜エビ（生）……大さじ1
- えのき茸……$\frac{1}{6}$パック
- 卵……1個
- 片栗粉……少々
- 醤油……適量
- オリーブオイルかごま油……適量

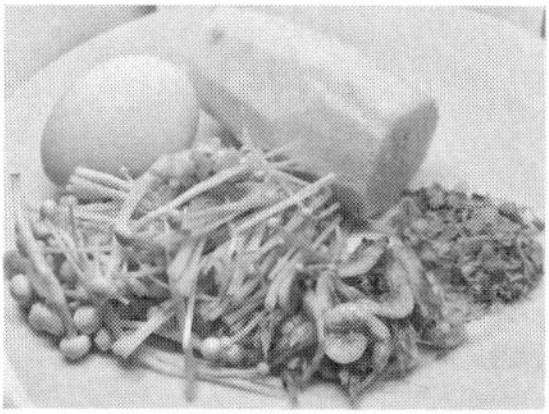

作り方

❶山芋をすりおろし、桜エビ、2 cmに切ったえのき茸、卵を混ぜる。片栗粉を加え、全体を混ぜる
❷油を引いたフライパンに①をお好み焼きを作るイメージで流して焼く。中火で片面約3分。表面がフツフツしてきたらひっくり返してまた3分
❸醤油をかけていただく

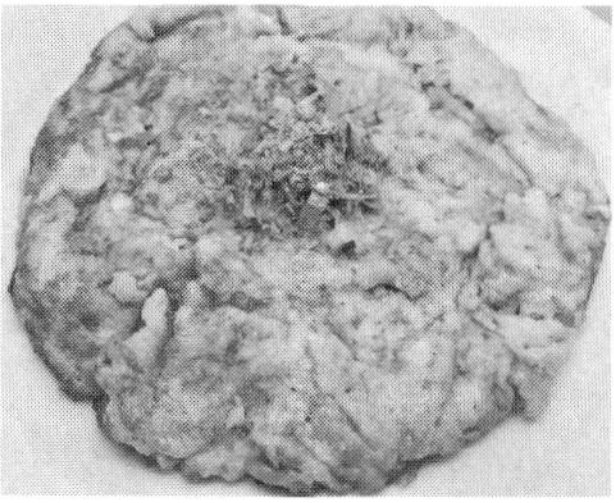

調理のポイント！

一度に大きく焼いてもいいし、小分けにしても楽しい。青のりやかつお節をかけて食べても良し。桜エビは日持ちしないので調理当日に購入しよう

気（エネルギー）が足りない時に！
鶏肉と舞茸の炊き込みごはん

気を補う「うるち米」を使おう。肉は鶏もも肉、鶏むね肉、鶏ささみ肉、鴨肉、牛肉などが良い。補った気を巡らせるのは大葉の力。飾りつけて香りを楽しもう。

材料（2〜3人分）

・うるち米……2合
・鶏もも肉……1枚
・舞茸……1パック
・おろし生姜……大さじ1
・大葉……適量
・だしの素……小さじ1
・醤油……大さじ2
・塩……少々
・みりん……大さじ1

作り方

❶といだうるち米、調味料、水（適量）を炊飯器に入れる
❷角切りにした鶏もも肉、ざく切りの舞茸、おろし生姜を炊飯器に入れて、通常通り炊く
❸刻んだ大葉を飾りつけていただく

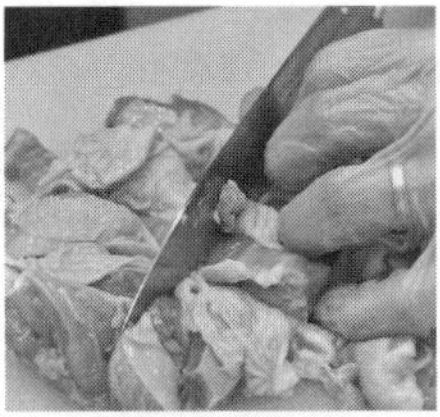

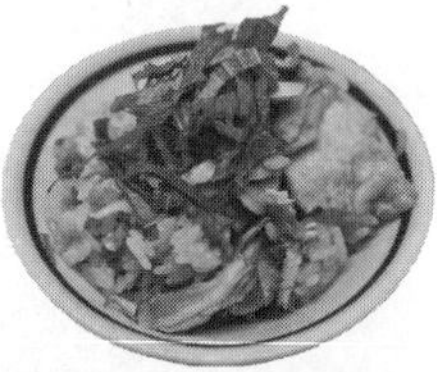

調理のポイント！

鶏もも肉を切る時、皮のほうから切ったほうが調理しやすい。調味料と水を２合のラインに揃えて、１時間程度浸水させてから材料を入れると良い

精神不安定、眠れない時に！
ほっとミント

イライラしたり気持ちが落ち着かない時は気が滞っているサイン。巡らせるにはみかんやみかんの皮を。ミントも鎮静効果がある。

材料（1杯分）

・生ミント……6枚
・みかん……4房

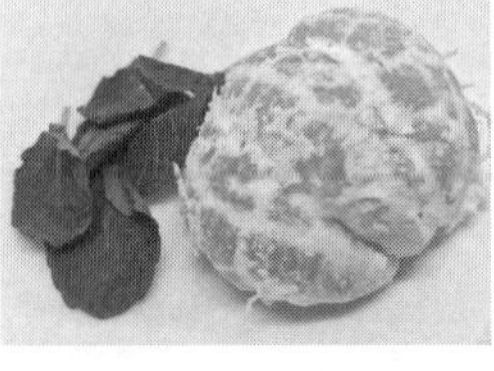

作り方

❶生ミント、みかんをグラスに入れてスプーンでつぶす
❷お湯（100cc）を入れる
❸好みでウイスキーやブランデーなどを少々加えてもいい

調理のポイント！

ミキサーにかけても可。甘みがほしい人は少量のグラニュー糖を

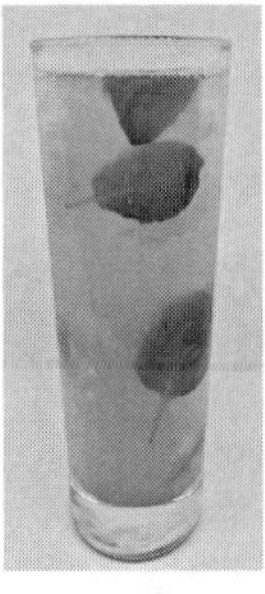

第八章　老けない最強ドリンク

「食」ではないが、体にとって最も大切なものといえば「水分」だろう。あなたは普段、どのような形で水分摂取をしているだろうか。本章では老けないための水分の摂り方や、具体的に何を選べばいいのかを、徹底解説する。

のどの渇きを感じたら、すでに血液粘度が高まっている

体から出ていく水分は一日におよそ２・５Ｌとされる。尿が１・４Ｌ、便が０・１Ｌ、呼吸、発汗による皮膚からの蒸発がそれぞれ０・５Ｌだ。一般的に１・３Ｌほどは食事などから得られるが、残りの１・２Ｌは飲料で補給しなければならない。

実は加齢に伴って体内の保水能力が低下するため、年を取るほど乾燥を防ぐための「水分」が重要になる。

医学博士で管理栄養士、日本医療栄養センター所長の井上正子氏はこう話す。

「人の体の約60%が水分です。のどの渇きを感じた時は、すでに体内水分量の１%が喪失し、血液粘度が高まっている状態。ですから、のどが渇く前に飲みたいですね。適宜水分を摂ることで血液粘度を下げ、血栓や血管のつまりを予防し、心筋梗塞や脳梗塞の発症リ

スクを低下させます。また痛風や尿路結石も水を適切に摂ることで防げるとされていますし、膀胱炎も水分を十分に補給すると、尿道や膀胱に増殖する細菌を洗い流すことができ、予防・治療に役立ちます」

飲み物の全てのベースには「水」がある。

血液の大半は水分でできており、その血液が体を巡りながら全身の細胞に栄養分と酸素を運搬しているのだ。逆にいうと水分不足で血液循環が悪ければ、体のすみずみまで栄養や酸素が行き渡らず、細胞の新陳代謝が悪くなって免疫細胞の機能低下を招きやすくなる。

管理栄養士の望月理恵子氏もこう補足する。

「水分を摂ることで血液の流れをスムーズにしたり、水分が汗となって体温の上昇を防いだり、免疫機能を正常化させます」

女性が気にしやすい「むくみ」も、水分の摂りすぎだけが原因ではなく、代謝が悪くなった状態。普段からこまめに水分を摂取する習慣がある人ほど、むくみにくい体質になるのだ。

それでは、どのタイミングで水を飲めばいいのか。井上氏に「水分摂取のタイムテーブル」を示してもらった。

水分摂取のタイムテーブル

●1回目／起床時　人は寝ている間にコップ1～2杯の汗をかく。一日のなかで血液粘度が高いのが朝

●2回目／朝食時　食事前に飲むことで胃腸が刺激され、消化を助ける

●3回目／10時頃　緑茶やコーヒーでもOK

●4回目／昼食時　食事中に飲むことで適度な満腹感が得られ、食べすぎを抑制できる

●5回目／15時頃　カフェイン少なめのハーブティやほうじ茶、麦茶でも

●6回目／夕食時　アルコールを飲む場合、特にしっかりと水を飲もう

●7回目／入浴前後　入浴では想像以上に水分が失われる。十分な水分補給を

●8回目／就寝前　睡眠中に失われる水分を事前に補給

一日8回、一度に飲む量はコップ一杯弱（150ml）がいいという。「一度にたくさん飲むと、体の水分量を一定に保とうとする生理作用により、せっかくの水分があっという間に排泄されてしまう」そうだ。

水の温度は常温より少し冷たいくらいの10～15度が適している。口に含んでのどを通り、胃に入る時にちょうど常温になるため、体に負担をかけずに飲むことができるのだ。

水道水とミネラルウォーターの違い

また「水道水」と「ミネラルウォーター」の違いについて述べておこう。

意外と知らない人が多いのだが、実は水道水は一日2L、生涯飲み続けても人の健康に影響を生じないとする51項目の水質基準（水道法）をクリアしている。食品衛生法で安全性を確保した「ミネラルウォーター」とは安全性の保証レベルが違うといっていい。

したがってコストが安いことと品質の安定性からいえば水道水。一方で機能的な面を追求するなら市販のミネラルウォーターも利用しやすい。しかし一口にミネラルウォーターといっても玉石混交。再び井上氏に解説してもらった。

「市販のミネラルウォーターの場合は『ナチュラルミネラルウォーター』と表記されているものが天然ミネラルを含む天然水。私たちが抱いている天然水のイメージに最も近い水です。ほかに特定水源から汲み上げられた地下水で、手を加えない『ナチュラルウォーター』や、ミネラル分を人工的に調整した『ミネラルウォーター』、本来の成分を大きく変化させる処理を行った『ボトルドウォーター』もあります。ウォーターサーバーには、原水の本来の成分を大きく変化させる処理を行った『ボトルドウォーター』が多く使用されています。選ぶ際にボトルのラベルで確認しましょう」

そしてカルシウムとマグネシウムの量が多いほど「硬度」の高い水だ。望月氏は、老けないために「硬度101以上の中硬水や硬水」を勧める。

「日本人は硬度が低い軟水に慣れ親しんでいますが、基本的にはふんだんにミネラル成分を含んだ硬水のほうが、さまざまな効用を期待できます。ミネラルには、歯や骨の主成分となるカルシウム、体内の水分バランスや血液の量を維持するナトリウム、ナトリウムとともに血圧を正常に保ったり、筋肉の働きを良くするカリウム、代謝のサポートやホルモン分泌に関わるマグネシウムなどがあるためです」

ただし、硬水は腸を刺激するため、おなかが弱い人は注意を。

次ページに入手しやすい市販のナチュラルミネラルウォーターの中から、望月氏が「代謝促進」「美肌」「骨強化」につながるランキングを作成してくれたので参考にしてほしい。

さて私は水ばかりでなく、日中はカフェイン入りで抗酸化作用のある緑茶やコーヒーで覚醒を高め、夕方以降はカフェインが少ないものやハーブティなどでリラックスする方法を提案したい。

まず「茶」には多くの老けない成分が含まれる。ちなみにイギリスでは紅茶が、中国の一部や台湾では烏龍茶が飲まれてきたが、日本では８００年以上前から緑茶が好まれてきた。茶を研究して50年以上、〝お茶博士〟として著名な大妻女子大学名誉教授の大森正司《まさし》氏に聞いた。

老けない市販水
効能別ランキング

代謝促進
（100ml あたりカリウムが豊富な水）

❶位 **南アルプスの天然水** 0.4 ～ 0.7mg
❷位 **ボルヴィック** 0.62mg
❸位 **ミウ**（miu） 0.7mg
④位 **コントレックス** 0.28mg
⑤位 **富士山麓のおいしい天然水** 0.19mg

※ほか海の深層水　天海（あまみ）の水（硬度1000）6.9mg、球美（くみ）の水（硬度250）1.5mg、黒松内　水彩の森 0.4mg

美肌
（ミネラルが平均的に高い）

❶位 **い・ろ・は・す**
❷位 **ボルヴィック**
❸位 **クリスタルガイザー**
④位 **ヴィッテル**
⑤位 **エビアン**

骨強化
（カルシウム：マグネシウムの比率からみる）

❶位 **クリスタルガイザー**
❷位 **ボルヴィック**
❸位 **富士山麓のおいしい天然水**
④位 **エビアン**
⑤位 **ミウ**（miu）

「緑茶、烏龍茶、紅茶はすべて同じ茶の樹から作られています。緑茶は茶葉が未発酵の状態、烏龍茶は半分発酵、紅茶は完全に発酵させたもの。老けない成分の代表格であるカテキンは三つのどの茶にも含まれますが、淹れ方や製法によりその含有量が左右されます。茶は発酵をさせるほどカテキンが減っていきます。ですから茶の中で比較すると、カテキン含有量は緑茶>烏龍茶>紅茶の順に高いのです」

紅茶の中では「ダージリン」などのような香りがいいものはそれほど発酵していないため、色が薄くカテキンが多い。

反対に「アッサム」は色が濃く、カテキンは少ない。「セイロンウバ紅茶」は製造法の違いで発酵時間を短くできるため、色は濃いがカテキンも豊富だ。

「緑茶の一番茶（新茶）、二番茶のように、ダージリン紅茶も摘む時期によって呼び名が変わります。5〜6月に収穫される二番摘みのセカンドフラッシュ『メイ・ジューン・ダージリンティー』は、〝紅茶のシャンパン〟とも称される最高級品。カテキン量も多く、紅茶の中では最強でしょう」（大森氏）

カテキンには、大きく三つの良い効果がある。一つめは、カテキンはポリフェノールの一種で、ビタミンCの80倍ともいわれる抗酸化作用をもつこと。血圧を上昇させるアンジオテンシンIIを産生させる酵素の働きを抑制し、血圧の上昇を防ぐことが明らかで、発がん物質を抑制するともいわれている。

二つめは、強力な殺菌作用だ。

「カテキンは、ウイルスと細胞の結合を阻止して感染症を予防します。ほかにも虫歯や口臭を予防し、アレルギー症状を緩和します」（同）

そして三つめ、糖尿病や肥満の予防にも効果的で、「カテキンを摂取すると、糖質を食べても吸収がゆるやかで体外へ排出されやすくなる」というからうれしい。

このカテキンを〝老けない指標〟とすると、「抗酸化力」ランキングでは番茶、煎茶が1位。茶葉に含まれるアミノ酸（テアニン）は太陽の光を多く浴びるとカテキンに変化する。そのため、5月に収穫され、最上級品とされる新茶（玉露）より、それ以降の6月や7月に収穫される煎茶、番茶のほうがカテキンが多くなる。

「緑茶にはストレス軽減作用もあるんです。緑茶に含まれるテアニンを摂取すると脳がリラックスしている時に出るα波（脳波）が出現し、摂取量に比例してα派が出現する回数や時間が増加することがわかっています。

カフェインは睡眠を妨げる成分として嫌われやすいですが、脳をシャキッと覚醒させ、

脂肪を燃焼させる働きがあります」（同）

ダイエットするならカフェインを摂ってから運動すると、効率よく脂肪が燃焼するだろう。

日中は熱湯で、就寝前はぬるま湯で

栄養素の宝庫といわれる緑茶には、カテキン、テアニン、カフェイン以外にもビタミンCやE、食物繊維などさまざまな健康成分が含まれる。本来ビタミンCは熱で壊れやすいが、緑茶の場合はカテキンによってビタミンCが守られ、熱湯で淹れても破壊されないのだ。

「ただしβカロテン、ビタミンE、コエンザイムQ10、結合型ミネラル類、不溶性（水に溶けない）食物繊維などはどんなに熱湯を注いでも溶け出しません。栄養素を余すことなく摂取するには茶葉ごと食べるのがいいでしょう」（同）

粉末状になっている緑茶も市販されているし、緑茶を淹れた後の茶殻に味付けして酒のつまみにしていただいても。

また茶の種類にかかわらず、熱湯で茶を淹れると、カテキンやカフェインが増加する。反対に、水かぬるま湯で淹れるとカテキンが少なくなり、うまみ成分であるテアニンが多く抽出される。日中は熱湯で、就寝前はぬるま湯で緑茶を淹れるなどして活用しよう。

それでは緑茶以外の「抗酸化力」はどうだろうか。

一例として活性酸素を消去した割合を比較、つまり抗酸化力を示した報告があるので、

抗酸化力
カテキンが豊富な
ベスト5

❶位 **番茶**　13.5%

煎茶　13%

❸位 **玉露**　10%

④位 **烏龍茶**　6.1%

⑤位 **紅茶**　5.6%

※茶葉中のカテキン含有量を比較。大森正司氏監修

老けないドリンク
ベスト5

❶位 **煎茶**　86.6%

❷位 **紅茶**　52.8%

❸位 **コーヒー**　51.3%

④位 **ほうじ茶**　48.1%

⑤位 **ウーロン茶**　45.8%

※⑥位・**ハトムギ茶**（44.8%）、⑦位・**麦茶**（40%）

※西澤・グュエン：「コーヒーと茶類の比較」の測定結果をもとに活性酸素を消去した割合を比較した
https://www.jstage.jst.go.jp/article/nskkk1995/48/7/48_7_533/_pdf

「老けないドリンクベスト5」として示した。

1位、2位は前述した「茶」であった。そして3位は、愛飲者が多いであろうコーヒーがランクイン。コーヒーには茶のカテキンと同様に、ポリフェノールの一種であるクロロゲン酸が含まれる。〝飲みごろ〟の温度で比較したデータでは緑茶よりコーヒーの抗酸化力が強いと示す報告もある。

東京薬科大学名誉教授の岡希太郎氏は、活性酸素が蓄積することを「酸化障害」と名付け、自らも「コーヒー」を好んで飲む。

「ポリフェノールは膨大な種類がありますが、クロロゲン酸の老けない効果は抜群です。コーヒーに含まれるクロロゲン酸やカフェインが活性酸素が原因の慢性炎症を防ぎ、老化や病気を予防します。これらは海水浴や雪山で浴びることの多い紫外線B波による日焼けを起こしにくくなるとも報告されています」

ところが残念なことに一般的な缶コーヒーには、クロロゲン酸は含まれていないという。

「コーヒーは焙煎（コーヒー豆を焙じて煎ること）をすると、その作用がほとんど消えてしまうからです。ただし、なかには『ダイドーブレンド　微糖　おいしくポリフェノール』という商品のようにクロロゲン酸を含む製品を開発し、販売しているところもありま

すね」（岡氏）

　コーヒー豆焙煎専門店でコーヒー豆を購入する時も、老けない観点からは銘柄より「煎り方」が大切という。

「コーヒー通ほど〝深煎り〟を好む傾向があります。しかし深煎りした豆にクロロゲン酸は含まれていません。専門用語でいうと『一ハゼが終わる手前』と表現します。焙煎しているとパチ、パチと音がしてコーヒー豆の細胞壁が破壊されていくのですが、二ハゼといわれる段階ではクロロゲン酸は10％台にまで低下しています」（同）

　店側に〝一ハゼ〟で通じなければ、「酸味の強い、浅煎りをください」と言うといいのだとか。

「酸っぱいもの、コーヒーの色がこげ茶色でなく薄いものは焙煎が進んでいないので、クロロゲン酸がたっぷり含まれている。でも、私はあまりおいしく感じない（笑）。自分で飲む時は、一ハゼあたりと深煎りを混ぜて淹れています」（同）

ローズヒップティは〝ビタミンCの爆弾〟

6位のハトムギ茶は、抗酸化力より体内の毒素を排出する力が高い。

「漢方薬として処方される『ヨクイニン』は、ハトムギの粉からできています。普通の麦より栄養素が豊富で、肌の新陳代謝（ターンオーバー）を促します。代謝を高めて解毒作用があるため、加齢に伴って首にできるイボや、顔にできるニキビのような白いポツポツ（稗粒腫《はいりゅうしゅ》）などの肌トラブルに効果がありますね。

ランキング外ですが、ルイボスティもノンカフェインで、ミネラルをたっぷり含むのでいいでしょう。活性酸素を消去する抗酸化力は強いです」（望月氏）

原料となるルイボスはアフリカで栽培されるマメ科の針葉樹。昼夜の気温差が激しい過酷な環境に耐えながら育つことで、さまざまなポリフェノールを葉に多く含むのだ。

同じくランキング外だが、ローズヒップティの抗酸化力も素晴らしい。

疲労回復や美肌効果でおなじみのビタミンCは緑茶にも含まれるが、含有量でいうとハーブティの一種であるローズヒップティが最強なのだ。緑茶の乾燥茶葉100g中の含有量が２５０mgに対し、ローズヒップティには約４００mgも含まれ、〝ビタミンＣの爆弾〟といわれている。

日本臨床栄養協会理事を務める管理栄養士の早川麻理子氏（名古屋経済大学准教授）も一押しする。

「ローズヒップティには、美白に効果的なリコピンや、老廃物の排出に欠かせないカリウムも含まれます。何より豊富なビタミンＣがコラーゲン生成を促します。ハイビスカスや矢車菊などもポリフェノールを多く含むので、老けないためにぜひブレンドして飲んでほしいですね」

またカモミールティは、糖化を抑えるハーブティとして注目される。カフェインを含まず鎮静作用があるため、就寝前に飲むのもいいと教えてもらった。

続いてアルコール飲料はどうだろうか。牧田善二医師（ＡＧＥ牧田クリニック院長）は、「アンチエイジングが目的なら、赤ワインが最強」と断言する。

「赤ワインには、プロアントシアニジンやレスベラトロールなど、さまざまなポリフェノールが含まれます。抗酸化作用が高く、ＡＧＥも半分くらいに抑えるという研究もあるのです」

レスベラトロールはシワやシミを予防し、長寿遺伝子を活性化させて老化を防ぐ成分として注目されている。それは赤ワインの種類によって含有量が異なるのだが、私が取材の過程で知って驚いたのは、赤ワインの色の濃さや値段と、含まれるポリフェノールの量とは無関係ということだ。

　山梨大学ワイン科学研究センターの柳田藤寿教授が、ある研究データを見せながらこう説明する。

「一般的に抗酸化力を期待すると、濃い色の『カベルネ・ソーヴィニョン』を選ぶ人が多いでしょう。タンニンによる渋みや、香りも濃厚なため、力強く感じますね。しかし、実際には色の薄い『ピノ・ノワール』や『メルロー』のほうがレスベラトロールを多く含んでいるのです」

　国産ワインを比較した国内の研究でも、ピノ・ノワール、メルロー、ツヴァイゲルトレーベのレスベラトロール含有量が高い。最強は京都産のピノ・ノワールで、レスベラトロールを1ℓあたり4・91㎎も含む。それに対し、山梨県産のカベルネ・ソーヴィニョンは1・43㎎と格段に少ない。

問題視される〝悪い糖〟

ほかのアルコール飲料はどうか。

「日本酒はワインより糖質が高いので、飲む量に注意が必要です。ビールは、食後血糖値を上げやすいことを示したデータがあります」（牧田医師）

ワインの場合は、発酵の過程でぶどうに含まれる糖分がアルコールに変わっていくため、糖質がほとんど含まれない。

またどんなに老けない作用があろうとも、飲み過ぎは体に毒。適量はビールなら中瓶１本、日本酒なら１合、ワインならグラス１〜２杯。

そして最も気をつけたいものは「梅酒」。日本臨床栄養協会評議員で管理栄養士の遠藤恵子氏は「梅酒１００㎖にはスティックシュガー約９・８本分もの砂糖が含まれています」と指摘する。

「梅が氷砂糖に漬かっているものを元にしていますから……まさしく砂糖の塊です」

アルコールに限らず、糖質を多く含むドリンクは、体を老けさせる。炭酸飲料やスポーツドリンク、缶コーヒーなどの「清涼飲料水」がそれに当たる。牧田医師は〝悪魔の飲み物〟と評するが、これは多くの専門家の一致した意見。

「食べ物が胃に入ると、炭水化物なら3時間、脂肪なら7時間ほどかけて消化されます。ドロドロになったものが腸に送られ、ゆっくりと体に吸収されるのです。ところが、液体に〝消化〟は必要ない。砂糖の塊は胃を通り越して一気に腸に入ってしまいます。血糖値が急上昇し、血管の内皮が傷ついて、やがて血管が硬くなってしまいます」（牧田医師）

近年、欧米諸国では清涼飲料水を危険視している。消費者の購入を抑制するため、糖質を多く含む清涼飲料水に「砂糖税」が導入されたほどだ。

「Added sugar（＝添加糖。加えられた糖）という言葉が、最近海外で注目されているんです」とアンチエイジングに詳しい吉木伸子医師（よしき銀座クリニック院長）が補足する。

「かぼちゃや果物のような自然の甘みではなく、食品の製造過程で入れた糖という意味です。これが悪い糖とされ、世界中で問題視されています。国内の市販の炭酸飲料やジュース類、タピオカドリンクなどの多くには1本あたり40g（スティックシュガー13本分）もの添加糖が含まれます」

私は遠藤氏とともに国内のメジャーな清涼飲料水の糖質量をチェックし、それを1本3gのスティックシュガーに換算。すると誰もが聞いたことのあるような商品名の清涼飲料水はほぼ例外なく、スティックシュガー3本以上の〝見えない砂糖〟を含んでいることがわかったのだ（「老ける市販ドリンクワースト8」参照）。

また一見すると体に良さそうな飲むタイプのヨーグルトや、野菜・果物のジュースにも、

老ける市販ドリンク
ワースト8

❶位 **炭酸飲料**　500ml（14本）

❷位 **カフェオレ**　500ml（11本）

❸位 **スポーツドリンク**　500ml（10本）

④位 **飲むタイプのヨーグルト**　200ml（8本）

ぶどう濃縮還元ジュース　200ml（8本）

⑤位 **りんご濃縮還元ジュース**　200ml（7本）

オレンジ濃縮還元ジュース　200ml（7本）

乳酸菌飲料　200ml（7本）

⑥位 **グリーンスムージー**　200ml（6本）

⑦位 **野菜ジュース**　200ml（4本）

缶コーヒー　200ml（4本）

⑧位 **経口補水液**　500ml（3本）

プロテイン飲料　約400ml（3本）

缶コーヒー　微糖　200ml（1～3本）

※主要メーカーが公表している炭水化物量をもとにスティックシュガーに換算。（　）内は1本3gのスティックシュガーの本数。遠藤恵子氏監修

多くの糖が含まれている。調査にあたった遠藤氏が説明する。

「体を気遣う人に限って、それらを常飲しています。飲むタイプのヨーグルトには飲みやすいように甘くするため、２００mlの中にスティックシュガー換算で、およそ８本分もの糖質が含まれています。果物もそのまま食べるなら数個で満足感が得られますが、ジュースにすると果物10個分ぐらいの糖分を一気に摂ってしまいます。夏になるとライチやレモンなどの酸味の利いたもの、梅味のドリンクが好まれますが、パッケージにある成分表の『糖質量』を必ず確認してください」

缶コーヒーも〝微糖〟を選んでいるから大丈夫と思うのは、大間違い。〝微〟のイメージからはほど遠い、スティックシュガー換算で1~3本の糖を含む商品が大半だ。

さらに微糖、甘さ控えめ、カロリーオフなどの商品には〝甘さ〟に慣れやすいアスパルテームやスクラロースといった「人工甘味料」も含まれている可能性が高い。ＷＨＯは２０２３年５月、人工甘味料などの非糖質系甘味料の長期使用は体脂肪減少など長期的な体重管理に貢献しないとし、ダイエット目的での摂取を推奨しないという指針を発表した。それだけでなく、こういった甘味料の使用は脳卒中や糖尿病のリスクが上昇するとも指摘されている。

甘さに慣れることを牧田医師は「糖質中毒」と呼ぶ。

「たくさんの糖を取ると、血糖値がぐんと上がり、セロトニンやドーパミンといった脳内物質も分泌されるので幸せな気分になるんです。血糖値が急上昇する→脳がご褒美と感じる→インスリンが大量に分泌され血糖値が下がる→低血糖でイライラ→再び飲みたくなる、というサイクルになってやめられない。タバコを吸ったら気分が良くなるニコチン依存症と同じですよ。糖質中毒から抜けるには2か月ほどの我慢が必要とみています」

もう一度、「老ける市販ドリンクワースト8」を見てほしい。自分で砂糖（スティックシュガー）を入れるなら、3本以上の量ともなると躊躇するのではないだろうか？　日常的に目にする市販ドリンクには「見えない砂糖」がここまで多く含まれているのだ。

ドリンクは、砂糖（糖質）量はできるだけ少なく、そしてポリフェノールをできるだけ多く含むものという観点から選ぶといい。もちろんシンプルに「水」も、花丸だ。

老けないドリンク おすすめレシピ

※レシピ作成　茶殻スムージー／大森正司　スパークリングレモンコーヒー／中路あや（レーベルカフェ）

茶殻スムージー

緑茶には、〝栄養素の宝庫〟といわれるほどビタミンやミネラルがたっぷり含まれるが、茶葉から溶け出す栄養素はおよそ3割といわれる。特に若返りビタミンであるE、コエンザイム Q10、食物繊維などは溶け出さない。余すところなく栄養素を摂取するなら茶葉ごと食べるのが一番。高い抗酸化力を持つ大豆イソフラボンを含む豆乳と一緒に飲めば、さらなる老けない効果が得られる。

材料（1～2 杯分）
・緑茶茶殻……ティースプーン 2～3 杯分
・豆乳……200cc
・ハチミツ……5g（好みで増減）

作り方
❶茶殻をミキサーに入れる
❷豆乳を注ぎ、ハチミツを入れる
❸1分間ミキサーにかける

調理のポイント！
ハチミツの代わりに伊予柑 100g（8 粒程度）を入れてもいい。茶殻におかかやジャコ、ごまを入れて、醤油を加えて「茶殻ごま和え」のように摂るのも◎

スパークリングレモンコーヒー

「炭酸水は糖分がなく、含まれる二酸化炭素が唾液の分泌を促し、血流改善作用がある」（管理栄養士・望月氏）という。炭酸の「重炭酸イオン」に、乳酸などの老廃物を体外に排出する作用があると考えられている。市販のアイスコーヒーでもいいが、浅煎り豆をドリップしたものを冷やして使うと、おいしい上にクロロゲン酸もたっぷり摂れる。

材料（1～2 杯分）
・無糖アイスコーヒー……80cc
・レモン汁　……大さじ1
（好みで増減）
・炭酸水……80cc

作り方
❶グラスにアイスコーヒーとレモン汁を入れる
❷炭酸水を注ぐ
❸軽く混ぜて出来上がり

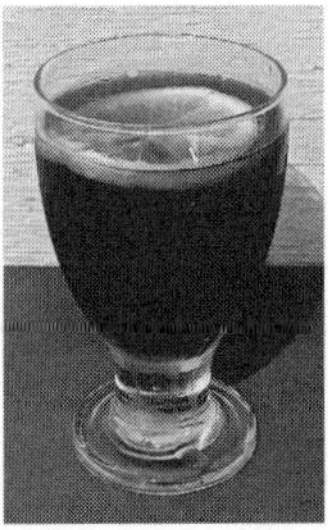

調理のポイント！
混ぜすぎると炭酸が抜けるので気をつけよう。甘さがほしい人は、炭酸水を注ぐ前に少量のハチミツを入れるといい

第九章　老けない最強油

水分に対し、油分はどうだろう。

「太る」イメージから、油を嫌う人が多いのではないだろうか。たしかに脂質は１ｇあたり９ｋｃａｌと高カロリーのため、摂りすぎは肥満につながる。

だが油分は、皮膚や髪の毛のツヤ、ハリを保つために欠かせない。

油を摂らないと細胞の老化が進む

日本臨床栄養協会理事で管理栄養士の早川麻理子氏（名古屋経済大学准教授）も、「油を摂らないと細胞の老化が進みます」と指摘する。

「水分の保持ができなくなるため、細胞の劣化につながるのです。油を摂っていない人はカサカサになりやすい。油は、老化を防ぐために最も有効な食品といっても過言ではありません」

なぜなら体の60兆個の細胞は、油で包まれているからだ。前章で人の体の約６割が水分であることから、水分摂取の重要性を述べたが、水分をたっぷり含んだ体内の細胞の一つ一つは、油の膜でコーティングされている。油は体を元気に動かすエネルギーを産生する

油の種類

<table>
<tr><th>飽和脂肪酸</th><th colspan="3">不飽和脂肪酸</th></tr>
<tr><td rowspan="2">牛乳・乳製品・ココナッツオイル・肉の脂など</td><td>一価不飽和脂肪酸</td><td colspan="2">多価不飽和脂肪酸
（体内では作れない）</td></tr>
<tr><td>オメガ9系
オリーブオイル、菜種油、米油</td><td>オメガ6系
コーン油、大豆油</td><td>オメガ3系
魚油、亜麻仁油、エゴマ油</td></tr>
</table>

ほか、細胞膜やさまざまなホルモンの材料となるため、不足するとホルモン分泌異常による体調不良を引き起こすこともあるという。

「細胞再生に必要な良質な油を適量摂り、体に良くない油は摂らないことが大切です」

と、早川氏が強調する。

それでは私たちは何を基準に良質な油を選べばいいのだろう。

まず油の分類について、東邦大学名誉教授の東丸貴信医師（平成横浜病院総合健診センター長）に説明してもらった。

「油には大きく分けて飽和脂肪酸と不飽和脂肪酸の二つの種類があります。飽和脂肪酸は、肉類やバター、ラードなど、常温で固体の動物性脂肪に多く含まれます。人より体温の高い動物（牛や豚、鶏）の体内で溶けるものです。不足するとエネルギー不足になったり、血管がもろくなりますが、飽和脂肪酸は普段の食生活で必要量が足りていると考えていいでしょう。むしろ摂りすぎると血中のＬＤＬ（悪玉）コレステロールを増やし、動脈硬化を進め、体の内側から老いていくので、過剰に摂らないほうがいいですね。

一方、不飽和脂肪酸は、一価不飽和脂肪酸（オメガ9）と、多価不飽和脂肪酸（オメガ3と6）に分かれます」（前ページ参照）

飽和脂肪酸と一価不飽和脂肪酸は体内で作ることができる。一方でオメガ3とオメガ6は体内で作れないため、食べ物から摂らなければならないが、現代人はオメガ6系の油を多く摂取する傾向がある。値段が安く、調理油や加工食品に使われることが多いためだ。

そう、「油」とは一般的にイメージする調理に使う油だけでなく、バターなど常温で固体の脂や、食品に含まれる目に見えない油脂もあることを忘れてはならない。だがよくわからない、ピンとこない人もいるだろう。大まかに「体に良い油」と「体に良くない油」を早川氏にまとめてもらった。

＊体に良い油

オリーブオイル、菜種油、米油、大豆油、エゴマ油、亜麻仁油、シソ油、魚（脂肪）、アボカド、種実類、ナッツ類

＊体に良くない油
パーム油、マーガリン、ショートニング、パーム油を使ったスナック菓子、繰り返し加熱して酸化した油で揚げたお惣菜など

飽和脂肪酸が少ない油を

油が含まれた食品、また食用油を選択する時は、そこにはどの脂肪酸が最も多く含まれているかを考えることが大切だ。２１９ページに「老けない食用油ベスト５」と、それぞれの油の脂肪酸の構成をグラフで表した。ランキング作成の柱としては、「飽和脂肪酸の量が少ない油」から順位付けをしている。

先に東丸医師も飽和脂肪酸を「過剰に摂らないほうがいい」と述べたが、早川氏も「体内でも作られる油脂なので、食べない努力が必要な油」と解説する。

「飽和脂肪酸は主にエネルギー源となり、余れば中性脂肪、皮下脂肪、ＬＤＬコレステロールの材料となります。飽和脂肪酸はバラ肉（霜降り肉）、ベーコン、生クリームに含ま

れます。ほかにもスナック菓子にはマーガリンやショートニングの代わりに飽和脂肪酸がたっぷりのパーム油が使われていることが多いです」

飽和脂肪酸は酸化しにくく、商品が長持ちするためだ。商品パッケージの原材料名に「植物油脂」と記されているものはパーム油の可能性が高いため注意しよう。

東京農業大学応用生物科学部の高橋信之教授も、

「ひまわり油、オリーブオイル、パーム油を同じ割合で1週間マウスに与えると、飽和脂肪酸が半分を占めるパーム油はほかの油と比べて、食後に血中の中性脂肪濃度が急上昇する『食後高脂血症』に陥りやすいことがわかりました。食後に血糖値が急上昇する食後高血糖と同じように、食後高脂血症も動脈硬化を促進し、脳心血管疾患の発症リスクを高めます」と述べる。

飽和脂肪酸の摂りすぎは血管を老化させる可能性が高い。そして内臓が老ければ見た目も老けるというエビデンスもある。だから老けない指標として、飽和脂肪酸が少ない油を選ぶことは非常に重要だ。

また「老けない食用油ベスト5」を見ると、1位の菜種油、4位のひまわり油、5位のオリーブオイルは、オメガ9に分類される「オレイン酸」の占める割合が高い。

老けない食用油
ベスト５

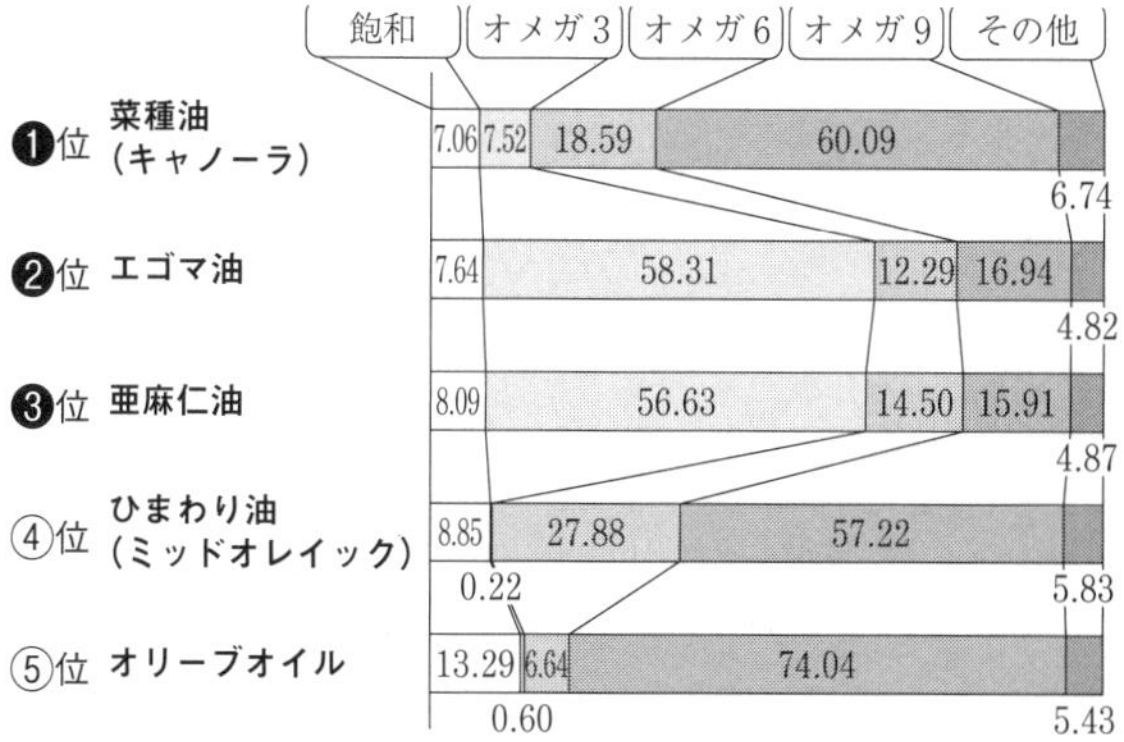

※『八訂食品成分表2023』（女子栄養大学出版部）の飽和脂肪酸量、およびオメガ３と６、「日本食品標準成分表2020年版（八訂）脂肪酸成分表編」（文部科学省）のオメガ９の含有量を考慮して独自に作成。数値は％

オレイン酸量が多い油ほど熱に強く、酸化しにくい性質になる。含有量だけを考えればオリーブオイルがNo.１だ。果実を搾って作る油でもあり、細胞の酸化を防ぐとされるビタミンEなど、果実由来の美容に効果的な栄養素も含まれている。

「オリーブオイルがほかの油と比較して、非常に優秀な油であることは間違いありません。心血管障害を予防する食事として知られる地中海食にもふんだんに使われています」（東丸医師）

早川氏も〝日常使い〟に勧める。

「オメガ９系一価不飽和脂肪酸である自然植物由来のオレイン酸は、血中の

ＬＤＬ（悪玉）コレステロールを減らし、熱に強く、酸化しにくいという利点があります。日常的に使うならオリーブオイルの中でも特に良質な、エキストラバージンオリーブオイルがいいでしょう。揚げ物にはビタミンＥが多くて熱に強く、吸油率が低い米油を」

ただしオリーブオイルの欠点としては体内で作れない「オメガ３」と「オメガ６」を微量しか含まないこと、飽和脂肪酸の割合が少なくない（１割を超えている）点がある。

「老けない最強魚」の章で「魚の脂肪に含まれる『オメガ３』と呼ばれる脂肪酸を摂ることが老化防止につながる」と記した。オメガ３には脳や目、さらには心臓を若返らせる作用がある。東丸医師は「高血圧や加齢に伴って硬くなっていく心筋細胞をオメガ３が再び活性化させ、何らかの原因で血管に炎症が起きた場合も鎮める働きがある」と言い、早川氏も「老いた部分を修復する油」と説明する。

「ニキビができたり、紫外線にあたってしまった時には体内で炎症が起きています。それを体の内側から修復するならオメガ３。魚の脂に含まれるＥＰＡ、ＤＨＡやエゴマ油、亜麻仁油などに多く含まれるαリノレン酸はｎ-３系脂肪酸（オメガ３）といい、人の体内では合成できない油です。血液の凝固を防いだり、脳の働きを良くしたり、中性脂肪やＬＤＬコレステロールを下げる働きがあるといわれています」

だから良質な油であるオメガ3を摂取したほうがいいのだが、多く含む食用油もあれば、少量含むもの、全く含まないものがある。オリーブオイルは100gあたり0・6gの含有量なのに対し、菜種油は7・52gを含む。

本書では、「老けない最強油」ランキング1位を菜種油とした。その理由として、飽和脂肪酸が最も少ない食用油であること、オリーブオイルと同様にオメガ9が適量含まれること、さらに必須脂肪酸であるオメガ3と6を含み、その比率も優れていることが挙げられる。だがオリーブオイルを含め、ランキングに入っている5つの油はどれも良質な油であるので、ぜひ日常に取り入れてほしい。

熱に強い油を

さてここからは油の特性に応じた使い方を取り上げよう。特性を無視すると、油が変質し、本来持っている脂肪酸の良さが活かされない。

まず老化予防に欠かせない「オメガ3」が豊富な食用油は、加熱すれば劣化する。非常に酸化しやすいので、開栓後は冷所保存など扱いに注意が必要だ。

「ランキング（２２５ページ）にあるようなエゴマ油や亜麻仁油ですね。質のいい油ですが、魚では生の刺身がいいように、これらは非加熱でドレッシング代わりにかけたり、汁椀に入れたり、野菜などに付けながら食べるのがいいでしょう。開栓したら最長１か月で、できる限り早く使いきってほしい。そのため小さいサイズで購入したほうがいいと思います」（早川氏）

揚げ物をするなら「熱に強い油」を。熱に弱い油を加熱調理に使えば、油が酸化して変質し、かえって老化を促進する。空気に長くさらしたり、揚げ物で繰り返し使った時に嫌な臭いがするのは油が酸化した証拠だ。それを少しでも避けるために、発煙点（油脂を加熱した際に煙が発生する温度）が高く、熱に強い油を選びたい。

１位のひまわり油と紅花油（サフラワー油）の約２６０度に対し、亜麻仁油の発煙点は約１０７度。

ひまわり油は、オメガ3のランキングを除き、どの項目でも上位にランクインしている。飽和脂肪酸が少なく、オリーブオイルと同様にオメガ9が多い、しかも熱に強いという点で、菜種油に次ぐ優秀な油といえるだろう。

揚げ物に向く2位の「米油」は、国産原料を使った唯一の植物油。玄米を精米した時に得られる「米ぬか」から作られ、１合の玄米から約２ｇの原油が取れる。米油に豊富に含まれる「不ケン化物」と呼ばれる生理活性成分が加熱に強く、酸化しにくい。その上医学博士で管理栄養士、日本医療栄養センター所長の井上正子氏によると「アンチエイジングに効能があると注目されている」という。

「不ケン化物には、植物ステロール、γ-オリザノール、トコトリエノールという三大成分があります。『植物ステロール』は、コレステロールの消化吸収を阻害し、ＬＤＬコレステロールを減らすことから〝油の食物繊維〟といわれています。植物油に多く含まれますが、その中でも米油がダントツ。『γ-オリザノール』は、活性酸素を消去する働きがあります。また、皮膚の表面を保護したり、老化した角質を取り除くなどの作用があります。γ-オリザノールは他の植物油には含まれていません。

　そして、もう一つの注目成分が『トコトリエノール』。ビタミンＥの仲間ですが、従来のビタミンＥの数十倍ともいえる抗酸化力があります。ＬＤＬコレステロールを減らしたり、動脈硬化を抑える独自の効果があることが報告されています」

ココナッツオイルの摂りすぎは逆効果

米油には数種類の不ケン化物の効果から、皮膚の血行促進に役立ち、肌のターンオーバーを活性化してシミの沈着を抑える働きもあるという。手が荒れやすい人は調理をする時に、米油を適量手に馴染ませておくのもお勧め。

「米油が薄い膜を作って水を弾いてくれるとともに、油に含まれる美肌成分が皮膚の外側から肌を保護してくれます」(井上氏)

美肌を作る観点からは、一時期大ブームになったココナッツオイルも優れている。

管理栄養士の望月理恵子氏が二つの文献を示してくれた。

「一つは乾燥肌患者に対して実験を行ったもので、ココナッツオイルがミネラルオイルと同じくらい効果的と報告されています。またもう一つの研究でも、湿疹患者を対象に塗布したところ、オリーブオイルよりもココナッツオイルのほうが乾燥を防ぐ効果があることがわかりました。私自身も乾燥しやすいスネをはじめ、ココナッツオイルで全身をケアしています。少量を髪の毛になじませてもツヤが出ますね」

ただし毛穴をつまらせやすい作用もあるため、オイリー肌には向いていないという。

ココナッツオイルは、肉やバターと同じように飽和脂肪酸が脂質の8割を占める。しかし、肉の脂やバターなどの乳製品とは脂肪酸の構造が若干異なることも知っておきたい。

東京工科大学応用生物学部の遠藤泰志教授がこう説明する。

「飽和脂肪酸の中でも中鎖脂肪酸といって鎖長が短いため、糖質（ブドウ糖）と同じよう

生で摂ろう
脳と心臓の血流を改善する
「オメガ3」が豊富な油ベスト3

❶位 **エゴマ油**（58.31g）

❷位 **亜麻仁油**（56.63g）

❸位 **菜種油**（7.52g）

※『八訂食品成分表2023』（女子栄養大学出版部）可食部100gあたりのオメガ3脂肪酸量をもとに独自に作成

揚げ物に！
熱に強い油ベスト3

❶位 **ひまわり油、紅花油**　260度

❷位 **米油**　230度

❸位 **菜種油**　200度

※数値はおおよその発煙点。オメガ3と6の比率が1対4から著しく外れているものは除く。早川麻理子氏監修

老化のスピードを抑える
ビタミンEが豊富な油ベスト5

❶位 **ひまわり油**　39mg

❷位 **アーモンド**（乾）　30mg

❸位 **紅花油**　27mg

④位 **米油**　26mg

⑤位 **菜種油**　15mg

※『八訂食品成分表2023』（女子栄養大学出版部）可食部100gあたりのビタミンE（α-トコフェロール）をもとに独自に作成

にすぐにエネルギーに変換されて脂肪として蓄積されにくいのです。そのため、糖質制限を試みる人がエネルギー源として摂取することが多いですね。ただし、発煙点が低いため加熱調理には向かず、味噌汁やコーヒーに落として摂取するほうがいいでしょう」

　中鎖脂肪酸は肝臓で分解されてケトン体に、ケトン体はブドウ糖と同様に、脳のエネルギーになる。ココナッツオイルは老化による記憶力低下を防ぐという報告もあり、適量であれば摂取してもいいだろう。

　また中鎖脂肪酸には抗菌作用もあり、オイルで口の中をすすぐ「オイルプリング」が若い女性の間で流行《はや》ったこともある。大さじ一杯のココナッツオイルを口にふくみ、20分間くちゅくちゅとうがいをする。飲み込まずに捨て、口を水ですすぎ完了。口臭予防、歯のホワイトニング効果などが期待できる。

　さて質のいい油には、ビタミンの中で最も強力な抗酸化作用を持ち、若返りビタミンとして知られる「ビタミンE」がある。「ビタミンEが豊富な油ベスト5」を作成した。食用油の中に混じって「アーモンド」が第2位。こういった食品でも良質な油が摂れるのだ。

「アーモンドにはビタミンEが、かぼちゃの種、ごま、松の実などの種実類には皮膚を修復する亜鉛が多く含まれています。またナッツや種実類には食物繊維も豊富ですね。

もしおやつにするなら、くるみやマカダミアナッツ、アーモンドがお勧めです。食べすぎると肥満につながるので、一握り（15g）を目安に。

また一方で、マーガリンやショートニングを使っているバターピーナッツのほか油で揚げたフライドビーンズやポップコーンは控えたほうがいいでしょう」（早川氏）

老けないためには油を酸化していない状態で摂ることが何より大切。調理や加工から時間が経って酸化した油や、繰り返し使用して劣化した油は摂らないようにしよう。揚げ物に使う油は多くても3回使ったら処分したほうがいいし、コラムで述べたように、〝レンジでチン〟も油を酸化させることになる。望月氏がこうまとめる。

「〝質のいい油〟を、目安として一日に大さじ2杯ほど摂るといいでしょう。ドレッシングとしてかけたり、味噌汁やスープに入れたり、小さじ1杯程度ならそのまま飲んでも可です。もちろん魚を食べるのもいいですね。反対に加工食品などに含まれる、目に見えない〝悪い油〟は極力摂らないこと。体内で炎症を起こし、血管や血液の老化を促進して肌も劣化します」

年を重ねるほど低下していく水分と油分を、常にフレッシュな形で補給するようにしたい。

老けない油
摂り方＆おすすめレシピ

※レシピ作成　望月理恵子（管理栄養士）

老けないためには新鮮な油を生で摂るのが一番。それではどんな油と何の食品を組み合わせるといいのか。簡単にできる4つの方法を紹介する。

春菊のサラダ

春菊には丈夫な肌を作るβカロテンが豊富。βカロテンは油と一緒に摂ると吸収率がアップする。風味豊かなごま油を使おう。ごま油の代わりに亜麻仁油を使うのもお勧め。亜麻仁油のもとになるのは亜麻という植物の種子だ。亜麻仁油に含まれるリグナンには抗酸化作用があり、紫外線などによるダメージから肌を守ってくれる。

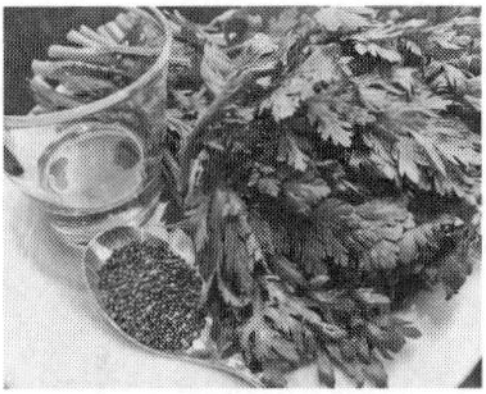

材料（1～2人分）

・春菊……1袋（100g）
・鶏ガラスープの素……小さじ1
・ごま油……大さじ2
・ごま……小さじ2

作り方

❶春菊は少し斜めにざく切りにし、数分水に浸してアクを抜く。
❷ザルで水を切り、少しキッチンペーパーでふいてから、ボウルに材料を全て入れて混ぜるだけ!

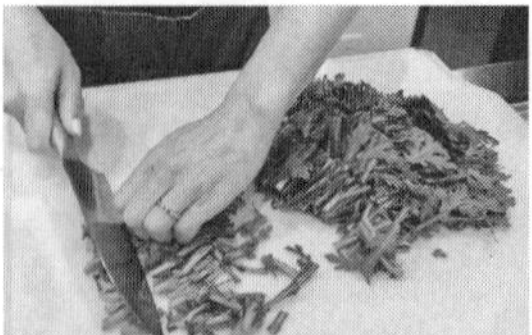

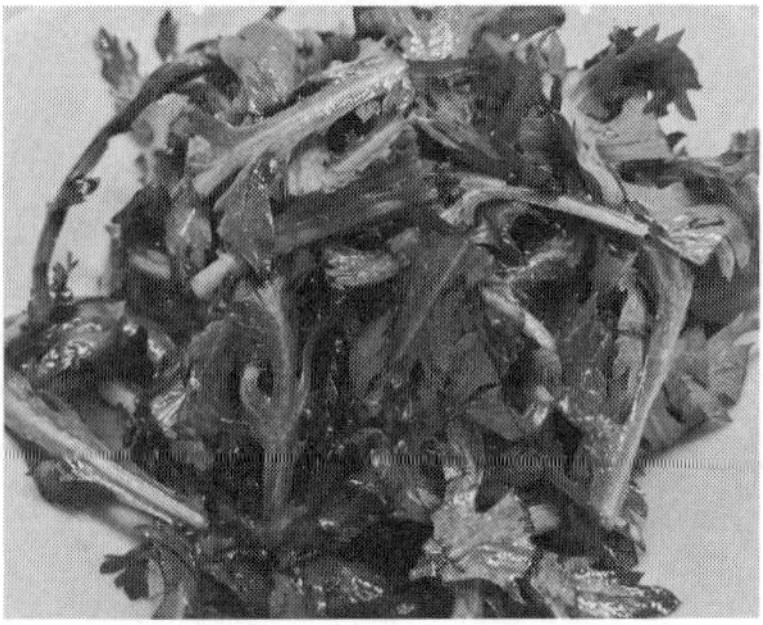

調理のポイント!

春菊の代わりにピーマンやきのこを使ってもOK。その場合、適当な大きさに切ってレンジに1分ほどかけてからサラダにしよう

マグロのユッケ

マグロの赤身には脳機能を維持するDHA（オメガ３）や、筋肉のエネルギー源になる３種類のアミノ酸（BCAA）が含まれる。BCAAは卵にも豊富で、運動後に摂ると、筋肉の補修に働くため疲労回復に役立つ。

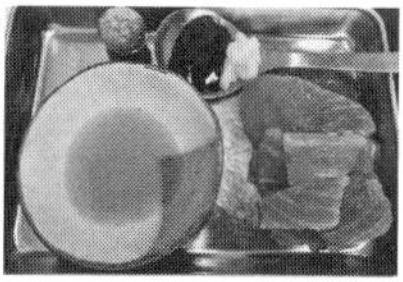

材料（1人分）

・刺身用マグロ……100g
・コチュジャン……小さじ1弱
・ごま油……小さじ1
・うずらの卵……1個
・すりおろしニンニク……小さじ ½

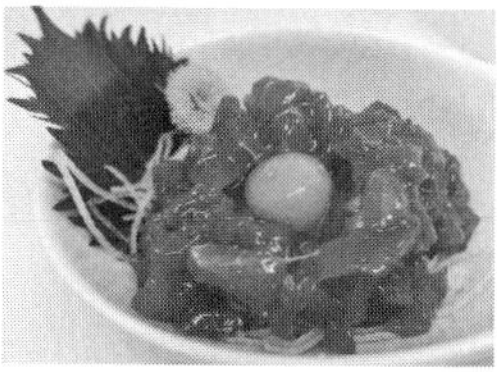

作り方

❶マグロを粗みじん切り（細かくしすぎず、ぶつ切り）にする。
❷コチュジャン、ごま油、ニンニクを入れて混ぜ、最後にうずらの卵をのせる。

調理のポイント！

シソやネギを刻んで散らしても合う。うずらの卵がなければ卵黄でも可

いわしに オリーブオイルをかける

オメガ3が多く含まれる「青魚（たとえばいわし）」に、オメガ6と9を含む「オリーブオイル」をかければ、オメガ3、6、9がバランス良く摂れる。脳や心臓、血管に作用し、体を内側から若返らせる一品だ。

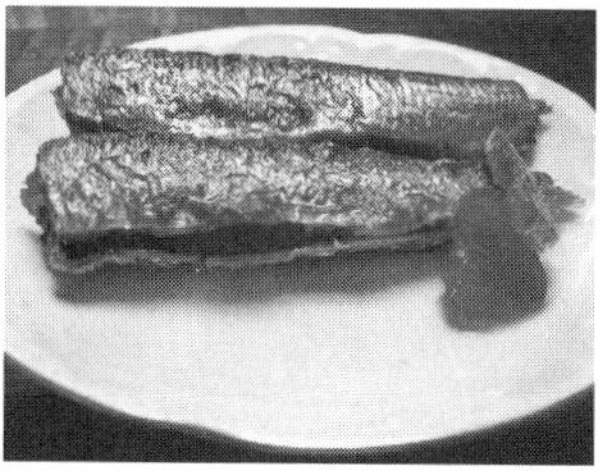

※レシピ作成　東丸貴信（医師）

トマトジュース＋ オメガ3が豊富な油

トマトには美白に効くリコピンが多く含まれるが、トマトジュース（市販なら無塩のもの）で、さらに油と一緒に摂ったほうが吸収率がアップする。生で摂りたいオメガ3が豊富な亜麻仁油、エゴマ油を「数滴」たらそう。紫外線対策のため、朝に飲みたい。

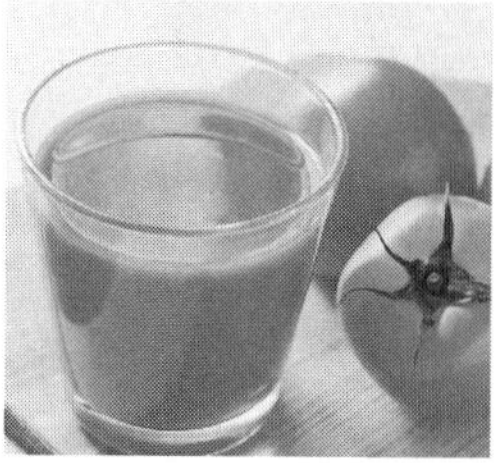

第一〇章　老けない最強の食べる時間帯

本書の最終章は、「食べる時間帯」を取り上げる。

炭水化物（主食）を制限する「糖質制限」や、主食を最初に食べないといった「食べる順番」に加えて、〝いつ食べるか〟が体に大きな影響を与える。同じ食事の内容や量であっても、食べる時間帯によって体に悪影響を及ぼすこともあれば、栄養素の吸収率や効果を高め、老化や病気を予防する場合もあるのだ。

起床後1時間以内にタンパク質を

ここには2017年にノーベル生理学・医学賞の授賞理由にもなった「体内時計」が深く関係する。

「体内時計とは主に一日（24時間）周期、すなわち昼夜に合わせて体温やホルモン分泌など体内環境を変化させる機能の総称です」

と、明治大学農学部の中村孝博教授が説明する。

「人体のあらゆる細胞――胃や腸、肝臓、膵臓などの内臓器官をはじめ、皮膚や筋肉、血液に至るまで――には時計遺伝子が存在していて、複数の時計遺伝子がフィードバックループを形成することにより、細胞内で約24時間を生み出しています。日中に活動状態となり、夜は自然と眠くなるような一日周期のリズムは、時計遺伝子が司《つかさど》っているということです」

例えば、臓器の働きも一定でなく、それぞれに一日のうちで活性化する時間帯が異なる。肝臓は午前中、胃や膵臓は正午、腎臓は夕方以降に活動のピークがあるといわれ、体温や血糖値、ホルモン分泌も一日の中で変動がある。

そういった体の仕組みを理解し、体内リズムに合わせて「何を」ではなく「いつ」食べるか。この視点から考えた食事法を「時間栄養学」という。

時間栄養学において最も重要なことは「朝食を摂る」ことだ。

体内時計は朝に光（主に太陽光）を浴び、朝食を摂ることで一日のリズムを刻み始める。人では平均して24時間より少し長い周期でリズムを刻んでいるため、リセットしなければ体内時計は日々少しずつずれてしまう——。

そう言われてもピンとこないかもしれない。だが体内時計が乱れてうまく働かなければ、体の生理機能が最も働くべき時刻に活性化せず、さまざまな影響があるのだ。

時間栄養学にまつわる数々の論文を発表してきた農業・食品産業技術総合研究機構上級

こんな生活の人は体内時計が乱れて老けやすい！

□日によって起きる時間が数時間違う
□起床後１時間以内に朝食を摂らない
□朝食はおにぎりかパンのみ
□昼食は麺類など〝あっさり食〟
□夕食に揚げ物が多い（またはタンパク質を摂らない）
□暴飲暴食が週３日以上
□朝食から昼食、昼食から夕食までが７時間以上

研究員の大池秀明氏によると「朝食を摂取している人としていない人とでは、最終的に人生が変わるくらいパフォーマンスが違ってくる」という。

「小・中学生の学力テストの結果は毎日朝ごはんを食べている児童・生徒が明らかに成績が良く、また体力テストの結果も良いのです。これらは相関関係であり、因果関係（＝成績が良い原因は朝食摂取）ではありませんが、イギリスの学生を対象にした研究でも、アメリカの児童を対象とした研究でも、朝食摂取グループはミスが少なく記憶力が良い、正解までたどり着く時間が短いなどで、良い成績に結びついています。このことから朝食を食べると頭が働く、もしくは食べないと頭が働かないということがわかります」

　さらに東北大学の加齢医学研究所が大学生４００人を対象にして行った調査では「朝食摂取習慣がある学生のほうが志望する大学に入っている割合が高い」ことがわかった。それ

も朝食摂取習慣のある学生のほうが〝偏差値の高い大学〟に入っているというから驚きだ。

「就職した会社、年収とも、朝食摂取と関係がみられます。35〜44歳の会社員５００人に、小学生から現在までの朝食習慣と、新卒時に就職した会社が第何志望であったかをアンケート調査すると、朝食をほぼ毎日摂取するグループは約60％が第一志望の企業に就職しているのです。また現在の年収別にグループ分けすると、年収が高いグループになるほど、小学生時代から現在まで朝食をほぼ毎日食べていた人の割合が高くなりました」（大池氏）

反対に、ほとんど朝食を摂らない生活を続けてきた人たちは、年収５００万円未満のグループに多いという。子どもや孫がいる人は、ぜひ気をつけてほしい。

そして〝おひとりさま高齢者〟も無関係の話ではない。

朝食を食べないと筋肉量が減少し、肥満や糖尿病、脳卒中のリスクが高まることがわかっている。

「人それぞれ何時が朝でもいいですが、起床後1時間以内にタンパク質を補給することが重要」と大池氏が続ける。

「起き抜けは栄養素が枯渇していて、その状態で動き続けると体は筋肉に含まれる貴重なタンパク質を分解し、生きるエネルギー（ブドウ糖）を生み出そうとする。筋肉が衰えますし、筋肉の時計だけが前に進み、体内時計の乱れにつながってしまうのです」

それでは朝に何を食べればいいのだろうか。

朝は脂肪の分解に関わる肝臓が活発に活動する。そのため高カロリー食を食べても脂肪として溜め込まれにくい。

健康検定協会理事長で管理栄養士の望月理恵子氏は「朝カレー」を勧める。

「一日の始まりでもある朝は、その後に活動量が上がっていくため、カレーのように油分があってカロリーが高いものを食べても太りにくいのです。スパイスも入っているので昼にかけて体温が上昇する手助けにもなりますし、野菜も加わってバランスが整います」

栄養バランスがとれた朝食を摂る人ほど脳全体が活性化し、記憶力や論理思考力が上昇するという報告もある。

ただし塩分を処理する腎臓は、朝よりも夜に活発に働くため、高血圧症の人は朝カレーを控えたほうがいいという。

塩分が気になる人や朝食はパン派なら、「ツナサンド」を。

ツナ缶は主にマグロやカツオなどの魚から製造され、その魚油には脳や血管に対する老化防止があり、心疾患のリスクを低下させるオメガ3系脂肪酸が豊富に含まれる。この吸収率が「朝」がいいというのだ。早稲田大学名誉教授で広島大学大学院医系科学研究科の柴田重信特任教授がこう話す。

「朝食と夕食に魚油を摂取した場合でどちらが血中濃度が上がるかを比較したところ、朝でした。魚油に含まれるさまざまな効能を、朝に摂取したほうがより強く得られるということです」

驚くべきことに、魚油には肥満防止や花粉症を改善する効果もあるという。愛国学園短期大学准教授、早稲田大学ナノ・ライフ創新研究機構招聘研究員で管理栄養士の古谷彰子氏は、マウスの実験でその効能を証明した。

「花粉症の予防はもちろん、すでに花粉症になってしまった場合にも魚油、つまり魚を食べることでそのつらい症状を軽減できることがわかっています。さらに体脂肪の蓄積も抑制して肥満を防ぎます。魚といってもいろいろありますが、私は朝食でツナ（マグロ）の摂取をお勧めします。サンマ、イワシ、ニシン、マグロなどの魚の中で、マグロが最も、体内時計のリセット効果があることが私たちの研究によってわかったからです」

体内時計をリセットする働きが強いことからも、ツナサンドは朝にいいというわけだ。

それでは「焼き魚」はどうか？

「もちろんＯＫです。私たちの実験結果では、炭水化物＋タンパク質が体内時計をガツンと動かすのに一番効果的でした。ですからツナサンドならパン（炭水化物）とツナ（タンパク質、ＤＨＡ・ＥＰＡ）で理想形ですし、焼き魚ならごはんとセットがいいですね」（古谷氏）

朝からそんなに食べられないよ……という人は、「魚肉ソーセージでもいい」と大池氏。

「魚肉ソーセージもツナと同様、魚由来のタンパク質が手軽に取れる。マグロやイワシを原料にしている商品もあります」

朝に吸収率がアップする栄養分

朝に摂取すると吸収率がアップする栄養成分もある。まずは美白に効果的な抗酸化物質のリコピン。

「リコピンはトマトやスイカに多く含まれますが、朝食に摂ると吸収率が高まるというデータがあります」（望月氏）

摂取後の血中リコピン濃度の変化

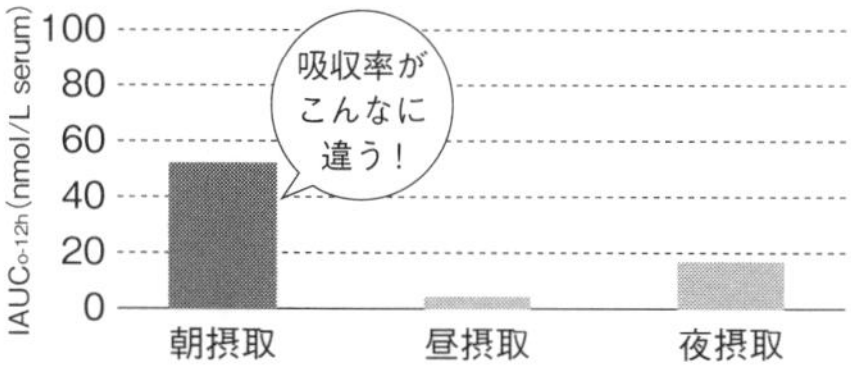

n＝20, IAUC$_{0\text{-}12h}$：摂取後 12 時間までの応答血中濃度曲線下面積
出典：カゴメ調べ
第 63 回　日本食品科学工学会（2016 年 8 月 25〜27 日）発表
https://www.kagome.co.jp/library/company/news/2016/img/2016080277777.pdf

トマトジュースを継続的に（8週間以上）飲むと目の近くのしわが減ったという報告もあるから、しわが気になる人は朝にトマトを食べたり無塩のトマトジュースを料理に取り入れてもいいだろう。

食物繊維も、朝が最強。柴田特任教授らが発表した研究報告では、朝に食物繊維が豊富な野菜を摂取した人は、昼と夜の血糖値が上がりにくい上に便通が改善している。

「何となく夜に食物繊維を摂ったほうが翌朝の便通に良さそうでしょう。でも違うんです。朝がいい。24時間後の次の日の朝に効くということです。ごま油でゴボウを炒めるきんぴら料理がいいと思います」（柴田特任教授）

日中にパソコン作業が多い人なら朝食でブルーベリーを摂ろう。ブルーベリーに含まれるアントシアニンは目の瞳孔や水晶体の働きを調整するなど、目の機能改善が期待される。「アントシアニンは種類や個人によっても変わりますが、摂取1～3時間後に血中濃度がピークに達します」（望月氏）というから、やはり朝食のタイミングが好都合だ。

柑橘類に豊富なビタミンCは、老化防止に役立つが、これは朝食後に。

「ビタミンCは排出スピードが比較的速いのですが、食後は胃や腸に別の食べ物が入っているので排出が遅くなり、体に使われやすくなります」（同）

果物は果糖を含むため、夜に摂ると中性脂肪に変わりやすくなる。柑橘を含めた果物は朝がベストだ。ほかにも「栄養成分を効率よく摂取できるタイミング」を244ページにまとめたので参照してほしい。

おやつは遅くとも午後4時までに

そして朝食から4時間後、遅くとも6時間以内に昼食を摂りたい。朝食から3時間経つ頃には体に必要な栄養素の多くが消耗しているという。

「タンパク質を消化する胃は、正午～14時に最も働きます。この時間帯はカロリーが多少高いものを食べても脂肪になりにくい時間帯です。夕方に代謝が高まるので、昼にタンパク質をしっかり摂っているほうが筋肉量のアップにもつながります」（望月氏）

一方で、ここでかけ蕎麦などの「あっさり食」で済ませると、夕食量が増えやすく、血糖値急上昇につながり、太る可能性があるという。トンカツ定食などの揚げ物類でも、ステーキでも、昼はガッツリしたものを食べたほうがいい。

「おやつ」に適した時間もある。昼に活動し夜に眠るような一般的な生活スタイルの人なら、「おやつは14時前後、遅くとも16時まで」という。時計遺伝子の一つで、体内時計を調節している「ビーマル1」が脂肪の蓄積と密接に関係していることを解明した日本大学薬学部の榛葉《しんば》繁紀教授に話を聞いた。

「ビーマル1の量は一日のうちで増減し、この量が増える時間ほど食べたものが脂肪になりやすいんです。ビーマル1が最も少ない時間帯は昼頃から16時まで。そこから徐々に増えていきます」

22時から深夜2時の間は最も少ない時間帯の数十倍にもなる。夜間の〝つまみ食い〟にはくれぐれも気をつけよう。

ビーマル1の量の観点から夕食は20時までに済ませるのが理想という。榛葉教授が続ける。

「22時になるとビーマル1が最も多い時間に突入します。ごはんを食べて消化に2時間かかることを考えると、20時台の前半までに済ませるのがいいですね」

また遅い時間ほど血糖値も上がりやすくなる。

食事をすると膵臓からインスリンというホルモンが分泌され、血中の糖を肝臓や筋肉に貯蔵する。インスリンが効かないと血中にいつまでも糖がある、つまり食後血糖値が高い状態が続いてしまう。これが老化や病気の大きな原因になるわけだが、「インスリンは朝のほうが分泌されやすく、効きやすい」（大池氏）のだ。

「ですから同じ食事内容を朝、昼、夕に摂ったとしても、夕食後が最も血糖値が上がってしまいます」

また空腹時が長く続くと、血糖値の急上昇や体内時計の乱れにもつながる。例えば正午に昼ごはんを食べて、夜22時まで何も食べないとなると、絶食時間は10時間。体が夜の10時を〝朝〟と勘違いする可能性もあるだろう。

絶食時間を10~12時間設けて朝食をしっかり食べるのが理想形。そしてできれば夕食より、朝食や昼食の比率が高いことが望ましい。柴田特任教授の調査によると、日本人は朝食と昼食、夕食量の比率が「2対3対5」の割合の人が多いそうだ。せめて「3対3対4」、理想は「4対3対3」の比率という。

「体が休息状態に入るタイミングの夕食量が増えると、代謝できず太りやすくなります。朝食の量が足りなければ、活動量が高い日中に脳も体もエネルギー切れとなる可能性がある」（柴田特任教授）

朝食量が多ければ朝型に、夕食量が多ければ夜型に傾きやすいことも覚えておこう。必ずしも夜型が悪いわけではないが、朝型のほうがうつ病や不眠のリスクが低下し、肥満になりにくいという報告がある。

また夕食をゼロにするのではなく、消耗した体に栄養素を補給し、疲れた脳や全身の修復に役立たせるために、少なくともタンパク質摂取は意識したい。良質なタンパク源である納豆やヨーグルトは特にお勧めだ。「納豆」のコラムでも述べたが、納豆には血液をサラサラにするナットウキナーゼという酵素が含まれるので、夕食に摂ることで翌朝の血栓予防になる。

「明け方は体内の水分が少なくなるので血栓ができやすく、実際に心筋梗塞や脳卒中の発症率が高いのですが、ナットウキナーゼの効果は8時間以上持続することが複数の研究か

栄養成分を効率よく摂取できるタイミング

成分名	食品例	時間帯
リコピン	トマト、スイカ	朝
ビタミンC	柑橘系の果物	食後か就寝前
カルシウム	桜エビ、チーズ、牛乳	空腹時
BCAA	マグロ赤身、卵、牛乳	運動後30分以内
マグネシウム	ひじき、昆布、アーモンド	運動後30分以内
DHA、EPA	魚	朝

※望月理恵子氏監修

らわかっています」（望月氏）

ヨーグルトも良質なタンパク源。空腹時はヨーグルトに含まれるカルシウムの吸収率が高くなるため、夕食を終えて1～2時間してから食べるといい。就寝後に成長ホルモンが分泌され、筋肉や骨が作られるがその時の材料に役立つという。

また16時～20時はアルドステロンという塩分を体に蓄えるホルモンの分泌が低下しているため、多少塩分を摂っても体外に排出されやすい。一方で消化に関わる胃や膵臓、肝臓の働きが低下しているため、油分が少なく低カロリー、けれども塩分高めの和食が向いている。

高齢者は日中にカフェインを

あわせてドリンクも、体内時計を整えることに貢献できる。

年とともに夜の「自然な眠り」が難しくなってきた人は、意外にも、日中にカフェインやポリフェノール（抗酸化物質）が含まれたドリンクをしっかり摂取することが有効という。大池氏が説明してくれた。

「コーヒーや緑茶は、単なるカフェインによる覚醒作用があるだけでなく、体内時計に影響します。光と似たような作用があり、朝に飲むと朝型、夜に飲むと夜型を強めやすい。『日中は太陽を浴びましょう』とよく言われるように、特に高齢者は朝から15時頃まではカフェインが多い飲み物を取り、しっかり覚醒させると夜に眠くなります」

また、昼食時には血糖値を抑制する玄米茶がお勧め。

「玄米茶には、糖尿病改善の報告がある玄米由来のγ-オリザノールや、血糖値上昇抑制に働くＧＡＢＡが含まれます。カロリー高めの昼食の血糖値を下げる点で有効でしょう」（望月氏）

夕方から夜間は穏やかな眠りにつくため、ノンカフェインのルイボスティーやそば茶を。

「ルイボスティーにはビタミンＣが多く含まれますが、就寝前に飲めば体内に留まりやすく、体に良い働きがあるでしょう。ピペリンという物質がタイツーという酵素を活性化させ毛細血管を修復、強化し、肌や頭皮の血流を促します。全身の毛細血管が幽霊のように消えてしまい、病につながる〝ゴースト血管〟が話題になったことがありますが、ルイボスティーはこの予防効果も期待できます」（同）

そば茶にも毛細血管を強くして動脈硬化の予防になるとされるルチンが豊富なので、夜の飲料に適している。

一番大事なのは朝食

本章では体内リズムに沿って効果的に食べたり飲んだりする方法を伝えてきたが、一番大事なことは、冒頭で述べたように朝食を摂取することだ。柴田特任教授は「食べ物によって自分の朝を作ること」と表現する。

「脳にあるメインの時計は実は毎日、光でリセットされます。しかしそのほかの臓器や組織にあるサブ時計は食事が影響するので、メインとサブがずれると体内で〝時差ボケ〟が起きる。すると、注意力散漫になり記憶力も低下します」

笑ってこう続ける。

食べる時間帯のポイント

【朝食】炭水化物（糖質）＋タンパク質を一緒に。塩分摂りすぎに注意
　例・朝カレー、ツナサンド、サラダ、牛乳、魚肉ソーセージ
【昼食】一番脂肪になりにくい時間帯。カロリーはあまり気にしなくてよし
　例・トンカツ定食、ステーキ
【夕食】炭水化物よりタンパク質をメインに。塩分は多めでも可
　例・納豆、ヨーグルト、和食

「現役世代なら会社に来て目は開いているけど、臓器は寝ている状態です。仕事のパフォーマンスは確実に落ちるでしょう。定年後の人もボーッとしている状態が続くのですから脳に良いわけはありません。ですから起きて光を浴びると同時に、朝食を摂ることが非常に重要なんです」

　時差ボケが起きているか、チェックする方法は休日の〝寝過ごし〟だ。

「休日に寝過ごす時間が長いほど体内で時差ボケが起きていて、ＢＭＩ（肥満度）が高いという報告があります。体内時計の乱れが代謝にも関係し、肥満を招いたり、うつ発症のリスクを高めるのです」（大池氏）

　もちろん時には「規則正しく」を破り、ハメを外したっていい。ただし、最大でも週に2日までにしたい。

「マウスの研究で休日（2日間）だけ高脂質の食事を暴飲暴食し、平日はしないケースと、平日（5日間）に暴飲暴食し、休

日はしない場合では、休日の2日程度なら体重や体脂肪に影響せず、太る軌道を描かないことがわかりました」（古谷氏）

きれいな体内時計のリズムが描けると心身のパフォーマンスが最大になるだけでなく、美肌効果が。肌も細胞から成り立ち、一つ一つに細胞時計があるからだ。夜は細胞修復や肌のコラーゲン産生に重要な時間帯であり、肌細胞のリズムが乱れれば肌の再生が効率的に行われず、老化につながる。

西洋医学の父と称されるヒポクラテスの言葉として、「規則的なリズムは健康の兆候であり、不規則な身体機能や不規則な習慣は不健康状態をつのらせる」とある。体内時計は体内の臓器やホルモンがうまく機能するように、常に複雑な調整を続けている。自分ならではの生活スタイルでいいので、昼夜のメリハリをもって過ごすこと、毎日同じリズムで飲食することが若々しさを保つ最大の秘訣といえるだろう。

おわりに

「笹井さんって、おいくつですか」

『週刊文春』の担当編集者からふと年齢を尋ねられた。同誌で初めて特集記事を取材執筆した２０１７年夏、次の企画について打ち合わせをしている際のことだった。

「38歳です」

当時、自分の年について何とも思っていなかったので、間髪を入れず私は答えた。

すると目の前の担当編集者は、こちらを見たまま数秒間、動作が止まった。二の句が出ないようだった。しばらくして、

「まだ、若い……ですよね？」

と、途切れ途切れに言った。意味がわからない。「若いですよね？」と私に聞かれても……。今思い返しても、普段は冷静な編集者のあまりの狼狽《ろうばい》ぶりがおかしい。

それから１か月後、突然「老けない最強食」という特集企画が私に与えられた。大御所でもない限り、普通は執筆者が編集部に企画を提案するものだから、私みたいなペーペー

が編集部側から企画をいただけることはかなり稀《まれ》なことといっていい。しかも相手は週刊誌売上ナンバーワンの『週刊文春』なのだ。

編集部内で次のような会話があったのではないだろうか。

担当編集者「いやー、笹井さんって思っていたより年齢が上だったんですよ。びっくりしました。38歳だったんです」

編集長「あぁ見えないかもね。じゃあさ今度、〝老けない食事〟みたいな特集を執筆してもらったらどう？」

――あくまで私の想像である。

「はじめに」で述べたように、「老けない最強食」の特集シリーズの中でのランキング作りには毎回とても苦労した。

特集スタート時の「肉ならタンパク質」「魚なら脂質（オメガ3）」までは取材をしながら切り口を見つけられたが、野菜&果物の抗酸化力データや、ドリンクの指標になると自分一人の手に負えなくなり、管理栄養士の望月理恵子さんの力を借りた。彼女は私が悩むたびにともに考えてくれ、論文探しなどにも尽力してくれた。私にとって〝最強の取材先〟といっていい。

また難解な論文の読み解き方については、昭和大学医学部の山岸昌一教授や明治大学の中村孝博教授にご指導いただいた。お三方に、そしてすべての取材先にこの場を借りて心からお礼を申し上げたい。

さて「老けない最強食」の特集をまとめたムックを２０１８年10月に発売し、翌年ＧＷ以降から本年まで『週刊文春』で記事を書く機会がなかった。その間、最新の情報を常に仕入れることができたのは、２０２０年からビジネス誌『ＰＲＥＳＩＤＥＮＴ』で医療健康の連載ページをもたせてもらったからである。連載執筆にあたり、本書に登場する専門家の元にしばしば取材に出かけ、より深く、また角度を変えて食のテーマを取材し続けた。この連載をスタートした当初はまだ20代だった担当編集者の加藤圭悟さんは、毎号読者目線で原稿を読んでくれ、率直に私に意見をくれた。食に限らないが、取材し、そのテーマを掘り下げていると、その分野に詳しくなりすぎて読者の心と離れた原稿になってしまうことがある。加藤さんの伴走によって、いつも自分がシンプルな思考に戻れたと思う。

そして「『老けない最強食』のムックを新書にしませんか」とご提案くださった前『週刊文春』発行人の小田慶郎さん。小田さんがいなければ、そもそも本書執筆の機会さえ生まれなかったし、「レシピまで紹介する具体性がとてもいい」という褒め言葉をいただいて励まされた。私はいつも、読んでくれた方が「明日も生きていこうと希望をもてるもの」を書きたい、作っていきたいと思っている。真に明日に役立つのは、文字よりも、案外「写真付きレシピ」のほうなのかもしれない。包丁をほとんど使わないレシピもあるので、料理に苦手意識がある人もぜひ台所に立ってほしい。実は調理師免許を持っている私だが、新しい料理を作るのは億劫《おっくう》になりがちだ。けれども「老けないため」という目的をもつことで、本書掲載のレシピはワクワクしながら実践できた。

改めて生きていくなかで一番大切なことをあげるとしたら、「楽しさを見つけること」だと私は思う。楽しい気持ちがあれば、新しい一歩を自分で編み出し、それはきっと明日への希望に変わる。

あなたの楽しさの中に食事が、そしてこの老けないシリーズが育ち、いつまでも根をはりますように！

本書の取材にご協力いただいた皆様（順不同・敬称略）

平岡泰　大阪大学大学院生命機能研究科教授
山岸昌一　昭和大学医学部教授、医師
牧田善二　AGE 牧田クリニック院長・医師
望月理恵子　健康検定協会理事長、管理栄養士
板倉弘重　東京アスボクリニック名誉理事長、医師
遠藤惠子　日本臨床栄養協会評議員、管理栄養士
平野敦之　美健会ルネスクリニック日本橋・東京理事長、医師
和田秀樹　ルネクリニック東京院院長、医師
大和田潔　あきはばら駅クリニック院長、医師
早川麻理子　名古屋経済大学准教授、管理栄養士
堀知佐子　料亭「菊乃井」常務取締役、管理栄養士、調理師
東丸貴信　平成横浜病院総合健診センター長、東邦大学名誉教授、医師
吉木伸子　よしき銀座クリニック院長、医師
飯田知誉　飯田水産
大島敏明　東京海洋大学名誉教授
岸村康代　一般社団法人大人のダイエット研究所代表理事、管理栄養士
前田和久　医療法人ロングウッド理事長、前田クリニック院長、医師
田中修　甲南大学名誉教授
河埜玲子　医師、料理研究家
後藤利夫　第一会医療グループ最高顧問、医師
八木雅之　同志社大学生命医科学部糖化ストレス研究センター客員教授
須貝佑一　あしかりクリニック副院長、医師
小山浩子　料理家、管理栄養士
今井瑞季　大山乳業農業協同組合
古畑公　聖徳大学人間栄養学部人間栄養学科教授、元厚生労働省健康局栄養・食育指導官
鈴木徹　東京海洋大学産学・地域連携推進機構サラダサイエンス寄附講座特任教授、一般社団法人食品冷凍技術推進機構代表
宗形佳織　前慶應義塾大学医学部漢方医学センター共同研究員、医学博士、薬剤師
井上正子　日本医療栄養センター所長、医学博士、管理栄養士
大森正司　大妻女子大学名誉教授
岡希太郎　東京薬科大学名誉教授
柳田藤寿　山梨大学ワイン科学研究センター教授

中路あや　レーベルカフェ
高橋信之　東京農業大学応用生物科学部教授
遠藤泰志　東京工科大学応用生物学部教授
柴田重信　広島大学大学院医系科学研究科特任教授、早稲田大学名誉教授
古谷彰子　愛国学園短期大学准教授、早稲田大学ナノ・ライフ創新研究機構招聘研究員、管理栄養士
榛葉繁紀　日本大学薬学部教授
中村孝博　明治大学農学部教授
大池秀明　農業・食品産業技術総合研究機構上級研究員

※「老けない最強魚」の取材にご協力いただいた鈴木たね子氏は2020年にご逝去された。該当部分はご遺族の鈴木賀世子氏のご許可により掲載する。

笹井恵里子（ささい　えりこ）

1978年生まれ。ジャーナリスト。茅ヶ崎市の小学校給食調理員、「サンデー毎日」（毎日新聞出版）記者を経てフリーランスに。日本文藝家協会会員。著書に『週刊文春 温かい家は寿命を延ばす』（文藝春秋）、『救急車が来なくなる日――医療崩壊と再生への道』（NHK出版新書）、『潜入・ゴミ屋敷』『実録・家で死ぬ』（ともに中公新書ラクレ）などがある。

文春新書

1429

老《ふ》けない最強食《さいきようしよく》

2023年11月20日　第1刷発行
2024年10月30日　第3刷発行

著　者　　笹井恵里子
発行者　　大松芳男
発行所　株式会社　文藝春秋

〒102-8008　東京都千代田区紀尾井町3-23
電話（03）3265-1211（代表）

印刷所　　理想社
付物印刷　　大日本印刷
製本所　　大口製本

定価はカバーに表示してあります。
万一、落丁・乱丁の場合は小社製作部宛お送り下さい。
送料小社負担でお取替え致します。

ISBN978-4-16-661429-5